Diplom-Kaufmann Michael Baier

Geld

Vermögen

Lebensglück

Mehr als 100 Fragen für Ihre persönlichen Antworten

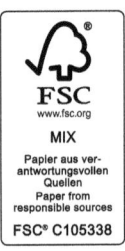

Bibliografische Information der Deutschen Nationalbibliothek:
Die Deutsche Nationalbibliothek verzeichnet diese Publikation in der Deutschen Nationalbibliografie. Detaillierte bibliografische Daten sind im Internet über http://dnb.dnb.de abrufbar.

© 2017 Diplom-Kaufmann Michael Baier

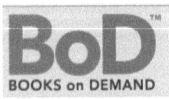

Herstellung und Verlag: BoD – Books on Demand, Norderstedt

ISBN: 978-3-7431-0367-2

Geld Vermögen Lebensglück

Inhaltsverzeichnis

1. Beschäftigen Sie sich gerne mit Ihren Finanzen? 7
2. Geben Sie gerne Geld aus? 8
3. Lohnt sich Sparen noch? 9
4. Kommen Sie mit Ihrem Einkommen aus? 10
5. Sind Sie vermögend? 11
6. Legen Sie alle Eier in ein Nest? 12
7. Haben Sie genug Geld? 13
8. Wie groß ist Ihr finanzieller Atem? 14
9. Kennen Sie das 1x1 der Prozent- und Zinsrechnung? ... 15
10. Aktive und passive Vermögenswerte: Kennen Sie den Unterschied? 16
11. Wie gut füttern Sie Ihr Sparschwein? 17
12. Haben Sie Zeit für Ihr Lebensglück? 18
13. Wie kommt Ihr Geld zu Ihnen? 19
14. Gewinnen Sie Ihr Geld? 20
15. Wie oft denken Sie an Geld? 21
16. Kostet Ihr Auto auch nur 99 €? 22
17. Haben Sie heute schon für morgen konsumiert? 23
18. Was kostet Sicherheit bei der Geldanlage? 24
19. Was machen Sie mit Ihrem Geld? 26
20. Wann ist etwas zu teuer? 27
21. Können Sie virtuell konsumieren? 28
22. Hängt Ihr Lebensglück an einem Tortenstück? 29
23. Sind Sie ein Sparbuchmensch? 30
24. Sehen Sie finanziell Schwarz-Weiß? 31
25. Wie erreichen Sie Lebensglück? 32
26. Wie kompliziert ist Ihr Umgang mit Geld? 33
27. Machen Versicherungen Sie reich? 34
28. Sparen Sie auch für die Not? 35

Geld Vermögen Lebensglück

29.	Welche Hauptfunktion hat Geld für Sie?	36
30.	Wie empfinden Sie Zufallsglück?	37
31.	Haben Sie gerne Schulden?	38
32.	Wann sollten Sie sich Schulden leisten?	39
33.	Lieben Sie Kleinvieh?	41
34.	Rauchen Sie gerne?	42
35.	Was können Sie für Ihr Lebensglück tun?	43
36.	Wie flexibel sind Sie?	44
37.	Auf was warten Sie?	45
38.	War Ihre Zukunft früher auch schon besser?	46
39.	Haben Sie schon ans Stiften gedacht?	47
40.	Wem leihen Sie Ihr Geld?	48
41.	Wem leihen Sie gerne Ihr Geld?	49
42.	Zahlen Sie gerne Steuern?	50
43.	Kennen Sie die Lottozahlen vom nächsten Wochenende?	51
44.	Was ist für Sie bei einer Speisekarte wichtig?	52
45.	Kennen Sie den Unterschied zwischen materiellem und geistigem Reichtum?	53
46.	Tanken Sie stets für 20 Euro?	55
47.	Gilt das Pareto Prinzip auch für Ihre Finanzen?	56
48.	Entscheiden Sie wie Eisenhower?	57
49.	Treffen Sie gerne Entscheidungen?	58
50.	Von wem nehmen Sie Rat an?	59
51.	Planen Sie vom Ziel aus?	60
52.	Ist eine goldene Uhr wichtig für Ihr Lebensglück?	61
53.	Wohnen Sie schon oder kaufen und mieten Sie noch?	62
54.	Ist Ihr Auto mit 580 PS untermotorisiert?	63
55.	Gehören zu Ihrem Vermögen Immobilien?	65
56.	Wie schnell vergeht Ihre Zeit?	66
57.	Schöpfen Sie Ihr Lebensglück?	67
58.	Was treibt Sie an?	68

59.	Kann eine kostenlose Finanzberatung gut sein?	69
60.	Was haben Ihre Herausforderungen mit Ihrem Lebensglück zu tun?	70
61.	Welche Einstellungen haben Sie zu Geld?	71
62.	Wofür haben Sie heute schon Danke gesagt?	72
63.	Entscheidet die Höhe Ihres Stundenlohnes Ihr Lebensglück?	74
64.	Wann haben Sie sich zum letzten Mal beschenkt?	75
65.	Wie sieht Ihr perfekter Tag aus?	76
66.	Kennen Sie die Gemeinsamkeiten von Glücksspiel und Versicherung?	77
67.	Lassen Ihre Geldanlagen Sie ruhig schlafen?	79
68.	Stecken Sie Ihren finanziellen Kopf gerne in Sand?	80
69.	Fliegen Sie gerne für 19,99 Euro?	81
70.	Sind Sie ein großzügiger Mensch?	82
71.	Stehen Sie gerne früh auf?	83
72.	Erreichen Sie Ihre Ziele mit großen Schritten?	84
73.	Ist Ihre Steuererklärung eine große Herausforderung?	85
74.	Teilen Sie Ihr Geld ein?	86
75.	Blicken Sie bei Ihren Finanzen durch?	88
76.	Kennen Sie die wahre Bedeutung von „ab" und „bis zu"?	89
77.	Wollen Sie reich sein?	90
78.	Arbeiten Sie mit Vergnügen?	91
79.	Sind Sie bereit für die Zukunft?	92
80.	Was tun Sie Gutes für andere Menschen?	93
81.	Haben Sie kritische Ratgeber?	94
82.	Können Sie mit 10.000 Euro mehr Ertrag erzielen als mit einer Million?	95
83.	Verstehen Sie Ihren Bankberater?	96
84.	Fahren Sie gerne Achterbahn?	98
85.	Führen Sie gute Gespräche?	99

86.	Lesen Sie gute Bücher?	100
87.	Teilen Sie Ihr Lebensglück?	101
88.	Machen Sie gern Fehler?	102
89.	Wie möchten Sie Ihren 75. Geburtstag feiern?	103
90.	Essen Sie gerne trockenes Brot?	104
91.	Sind Ihre Ideen Gold wert?	105
92.	Welche Intelligenz ist bei Ihnen ausgeprägt?	106
93.	Sorgen Sie für später vor?	108
94.	Sind Sie auch bis zu 100 Prozent glücklich?	109
95.	Sind Sie ein Glückspilz?	110
96.	Ärgern Sie sich noch?	111
97.	Wie erkennen Sie Erfolgsgeheimnisse?	112
98.	Beneiden Sie Ihre Nachbarn?	113
99.	Denken Sie auch immer das, was andere denken?	114
100.	Können Sie sich noch ärgern?	115
101.	Verstehen Sie Fachchinesisch?	116
102.	Fragen, die Sie mit Ihren Beratern beantworten können	119

Das Beste kommt noch 123

1. Beschäftigen Sie sich gerne mit Ihren Finanzen?

Wenn Sie, sehr geehrte Leserin, sehr geehrter Leser, diese Frage eindeutig mit Jein beantworten, sind Sie in bester Gesellschaft. Viele Menschen beschäftigen sich nicht gerne mit ihren Finanzen. Das ist schade, weil unsere persönlichen Finanzen lebenslang einen großen Einfluss auf unser Geld, unser Vermögen und unser Lebensglück ausüben.

Als selbständiger persönlicher Finanzberater berate ich seit mehr als 10 Jahren Menschen, die mit ihrem Geld heute und morgen gut leben wollen. Meinen aus der Theorie und insbesondere aus der Praxis gewonnenen Erfahrungsschatz möchte ich in diesem Buch mit Ihnen teilen. Sie finden über 100 besondere Fragen zu Ihren persönlichen Finanzen. Und Sie finden Antworten, die Sie und Ihre Finanzen voranbringen werden.

Ich zeige Ihnen, wie Sie auf einfache Fragen einfache Antworten für sich selbst gewinnen können. Denn eines ist klar: Sie und Ihre Finanzen sind einmalig und nur Sie persönlich sind in der Lage, die für Sie richtigen Antworten zu finden. Lassen Sie sich überraschen.

Wenn Sie dann eines Tages feststellen, dass Sie sich gerne mit Ihren Finanzen beschäftigen, dann gratuliere ich Ihnen. Spätestens dann wirkt sich dies positiv auf Ihr Geld, auf das, was Sie vermögen und auf Ihr Lebensglück aus.

Ich freue mich auf den gemeinsamen Weg mit Ihnen.

2. Geben Sie gerne Geld aus?

Was für eine Frage, liebe Leserin, lieber Leser, werden Sie sagen. Schließlich leben Sie nur einmal und unsere Konsumgesellschaft bietet nicht nur an Weihnachten alle Chancen, jede Menge Geld auszugeben. Bedauerlicherweise verfügen die meisten Menschen nicht immer über die Geldmenge, die sie gerne ausgeben möchten. Früher, da war übrigens auch schon die Zukunft besser, konnten Menschen nur das ausgeben, was sie zuvor verdient und gespart hatten. Unser modernes Bank- und Kredit(un)wesen macht es heute leicht, Geld auszugeben, das man gar nicht besitzt.

Vielleicht gehören Sie zu den Menschen, die im letzten Jahrhundert geboren wurden, und die gelernt haben, erst zu sparen und dann zu konsumieren. Ist das heute noch sinnvoll?

Unsere Wirtschaft ist schließlich auf unseren Konsum angewiesen, um wachsen und gedeihen zu können. Und wenn sich gerade ein Schnäppchen wie z.B. eine Woche Ägypten all inclusive zum kaum nennenswerten Preis anbietet, steht der Dispokredit bereit. Konsum auf Pump hat allerdings seinen Preis. Dieser Preis ist sehr hoch, denn am Ende fehlt Geld, das Sie investieren könnten, damit Geld für Sie arbeiten kann und Ihren Wohlstand mehrt.

Deshalb arbeiten viele Menschen ihr ganzes Leben lang nur für ihr Geld. Wäre es nicht wünschenswerter und klüger, dass Ihr Geld für Sie arbeitet? Viele Menschen entdecken früher oder später: Konsum befriedigt nur kurzfristig. Und vieles, was wir kaufen, brauchen wir gar nicht. Bitte geben Sie auch in Zukunft gerne Ihr Geld aus. Für Dinge und Erlebnisse, die sie zum Leben benötigen und die Ihnen und anderen Menschen Freude bereiten. Geben Sie bitte nur Geld aus, das sie besitzen. So werden Sie automatisch vermögend und Ihr Lebensglück wächst in gleicher Weise.

3. Lohnt sich Sparen noch?

Jüngere neigen ebenso wie viele andere Menschen heute dazu, diese Frage mit Nein zu beantworten. Die Argumente wiederholen sich: Sonderangebote und Schnäppchen müssen sofort gekauft werden, Geldausgeben macht Spaß, niedrige Zinsen bestrafen Sparer, Kredite machen Sparen überflüssig, usw. Schließlich will sich jeder all das leisten, was sein Nachbar sich offensichtlich auch leisten kann. Es wird uns heute sehr leicht gemacht, nicht nur nicht zu sparen, sondern im Gegenteil viel mehr Geld auszugeben, als wir besitzen.

Menschen, die nicht sparen können oder wollen, geraten früher oder später in Schwierigkeiten. Reduziert sich z.B. durch einen Arbeitsplatzwechsel das Einkommen oder bleibt es gar aus, sind existenzielle Sorgen vorprogrammiert. Ersparnisse zur Überbrückung von schwierigen Lebensphasen fehlen. Schnell setzt sich eine (Schulden-)Spirale in Bewegung, die am Ende Konsumverzicht, also doch wieder Sparen notwendig macht. Warum dann nicht lieber zur richtigen Zeit freiwillig sparen, als sich durch Umstände dazu zwingen zu lassen?

Sparen lohnt sich aus einem entscheidenden weiteren Grund. Wird das gesparte Geld klug investiert, arbeitet es für den Sparer. Dann arbeiten nicht nur Sie für Ihr Geld, sondern Ihr Geld arbeitet für Sie. Das ist ein Geheimnis vermögender Menschen.

Gerade junge Menschen sollten deshalb von Anfang an Sparen lernen. Und für alle anderen ist es nie zu spät, mit dem Sparen anzufangen. Zur Belohnung reift die Weisheit, dass zu einem glücklichen Leben nur wenig benötigt wird.

Sparen ist die Grundlage für persönlichen Wohlstand und für persönliches Lebensglück. Gehören Sie zu den Menschen, die Geld sparen, und Ihr Lebensglück mehrt sich automatisch.

4. Kommen Sie mit Ihrem Einkommen aus?

Auskommen mit dem Einkommen ist mein Lieblingsthema bei meinen Vorträgen. Kommen Sie, sehr geehrte Leserin, sehr geehrter Leser, mit Ihrem Einkommen aus? Es ist in der Theorie einfach: Man sollte auf lange Sicht weniger Geld ausgeben, als man einnimmt, und schon wird das eigene Portemonnaie oder das eigene Bankkonto immer dicker.

Warum uns das Auskommen mit dem Einkommen oft nicht gelingt, ahnen wir. Grenzenlose Konsumchancen und Wünsche, unerwartete Lebensumstände, plötzlich auftauchende Ausgaben, zu geringes Einkommen usw. sind die Gründe. Viele Menschen versuchen deshalb ihr Einkommen zu erhöhen und nehmen zum Beispiel einen zweiten und dritten Job an. Ein höheres Einkommen führt dabei meisten mit einer Verzögerung von wenigen Monaten zu höheren Ausgaben. Dann beginnt das Spiel von vorne.

Gelingt das Auskommen mit dem Einkommen nicht, liegt es eher an der Ausgabenseite. Das wird jedem Menschen klar, der über einen Zeitraum von drei Monaten ein Haushaltsbuch führt und systematisch Einnahmen und Ausgaben gegenüberstellt. Ein Haushaltsbuch zeigt, wo und in welchem Maße Geld ausgegeben wird und an welchen Stellen sich Sparen lohnt, ohne dass die eigene Lebensqualität gemindert wird.

Einnahmen und Ausgaben zu planen und zu kontrollieren hilft, die richtige Balance fürs Haushalten zu finden. Damit können am Ende Ersparnisse aufgebaut werden. Ersparnisse sind die Voraussetzung für kluges Investieren. Erspartes Geld klug investieren bedeutet, Geld für sich arbeiten zu lassen. Ist dies nicht viel angenehmer und intelligenter, als wenn nur Sie für Ihr Geld arbeiten? Ihr Vermögen, Ihr Wohlstand und Ihr Lebensglück wachsen dann automatisch.

5. Sind Sie vermögend?

Sie meinen, liebe Leserin, lieber Leser, dass dies eine sehr persönliche Frage ist? Dann beantworten Sie diese Frage nur für sich selbst. Vermögend zu sein bedeutet nicht, viel Geld oder viel Besitz zu haben. Wie das Wort „vermögen" bereits sagt, geht es darum, etwas zu vermögen. Der Unterschied zeigt sich, wenn Lebensumstände wie zum Beispiel Katastrophen oder persönliche Schicksale Menschen geld- und besitzlos werden lässt. Vermögende Menschen werden es wieder zu Geld und zu neuem Besitz schaffen. Die Nichtvermögenden sind und bleiben arm und bejammern ihren Verlust.

Menschen werden vermögend, wenn sie ihre Fähigkeiten und Talente entdecken und entwickeln. Was haben Sie bereits als Kind gerne gemacht? Was fiel Ihnen während Ihrer Schul- und Berufsausbildung oder während Ihres Studiums leicht? Wo wurden Sie um Ihre Fähigkeiten beneidet? Was würden Sie heute am liebsten tun? Erfolgreiche Menschen kennen bewusst oder unbewusst die Antworten auf diese Fragen. Damit verursachen sie, auf dem Weg zu ihren Zielen voranzukommen und das macht sie vermögend.

Vergessen Sie bitte die Gleichsetzung von viel Geld und Besitz mit Vermögen. Wenn Menschen durch glückliche Umstände zu viel Geld kommen, es aber nicht vermögen, damit angemessen umzugehen, werden sie wieder arm werden. Viele Lottomillionäre bestätigen dies eindrucksvoll. Dieses Verständnis erschließt sich Menschen erst auf den zweiten Blick. Wenn Sie die Zusammenhänge verstehen, beginnen Sie automatisch, vermögend zu werden. Was Ihnen auch immer Ihr Leben an Herausforderungen und Aufgaben stellen mag, und davon gibt es eine ganze Menge, werden Sie meistern. Lebensglück wird Sie begleiten.

6. Legen Sie alle Eier in ein Nest?

Einen Vorteil hat es, wenn man sein Geld auf einem Konto oder in einer Geldanlage hat: Der Überblick fällt leicht. Tatsächlich befindet sich rund die Hälfte allen Vermögens, vermutlich auch ein großer Teil Ihres Geldes, sehr geehrte Dame, sehr geehrter Herr, auf einem Sparbuch oder einem Tagesgeldkonto. Dies bringt dann heute zwar keine Zinsen mehr, aber man kann jederzeit darüber verfügen.

Wenn das eigene Geld jedoch Erträge erwirtschaften soll, damit es seinen Wert erhält, muss man es auf verschiedene Geldanlagen verteilen. Dies können neben dem Tagesgeldkonto die eigene Wohnung oder das eigene Haus, Aktien, Anleihen, Edelmetalle wie Gold und Silber, unternehmerische Beteiligungen, Fonds und weitere Sach- und Geldwerte sein.

Verteilen heißt in der Fachsprache Diversifikation. Damit wird das mit den Geldanlagen verbundene Risiko verteilt und die im Zeitverlauf schwankenden Erträge der Anlagen werden ausgeglichen.

Viele Menschen besitzen demgegenüber ein Klumpen Risiko. Das bedeutet, dass mehr als zwei Drittel ihres Vermögens in einer Anlage wie zum Beispiel in ihrer Wohnung oder in ihrem Haus gebunden sind. Fallen dann noch aufwändige Reparaturen für ihre Immobilie an, kann das Geld gerade im Ruhestand für weitere Wünsche knapp werden.

Eine Bestandsaufnahme zeigt sehr schnell, ob ein Vermögen klug verteilt ist und dazu beiträgt, dass es wachsen kann. Eine kluge Diversifikation verringert Risiken und erhöht den Werterhalt sowie die Vermehrung eines Vermögens. Und es bedeutet, dass sich auf Dauer in den verschiedenen Nestern mehr bunte Eier befinden. Wäre das nicht auch für Sie ein beruhigendes Gefühl, das zu finanzieller Gelassenheit führt?

7. Haben Sie genug Geld?

Natürlich beantworten die meisten Menschen und sicher auch viele von Ihnen, liebe Leserin, lieber Leser, diese Frage situationsbedingt mit Ja und mit Nein. Für den einen Menschen bedeutet genug Geld, dass es bis zum Ende des Monats reicht. Für einen anderen sind auch Millionen nicht genug, weil seine Befürchtungen auch am Ende seines Lebens nicht enden. So gewinnt die Aussage „Man ist reich, wenn es reicht" an Wahrheit. Jeder Mensch entscheidet bewusst und unbewusst, wann sein Geld für ihn reicht.

Natürlich brauchen wir alle ein Dach über dem Kopf und viele andere lebensnotwendige Dinge, und dafür brauchen wir Geld. Darüber hinaus können wir jedoch entscheiden, wann unser Geld reicht. Erfahrungsgemäß führt zum Beispiel ein hohes Einkommen auch zu hohen Ausgaben. Wenn dann das Geld nicht ausreicht, liegt die Lösung fast immer auf der Ausgabenseite. Vieles was wir haben, was wir kaufen und was wir konsumieren belastet uns mehr, als dass es uns Nutzen bringt.

Unser Lebensglück besteht überwiegend aus Ereignissen, die wenig mit Geld zu tun haben. Eine zufrieden stellende, sinnvolle Aufgabe, Vertrauen in die eigenen Fähigkeiten, Begegnungen mit anderen lebendigen Menschen, Wertschätzung auch von Kleinigkeiten machen uns und andere Menschen reich. Wenn wir das erkennen, spielt Geld wenn überhaupt nur die zweitwichtigste Rolle in unserem Leben. Dieses Bewusstsein führt automatisch dazu, dass wir reich sind. Wir können Chancen und Möglichkeiten unseres Lebens jeden Tag neu erkennen. Kennen Sie reiche Menschen? Lernen Sie von ihnen und Sie werden, falls Sie es noch nicht sind, reich.

8. Wie groß ist Ihr finanzieller Atem?

Sportler wissen um die Bedeutung der richtigen Atemtechnik und Sie, liebe Leserin, lieber Leser kennen alle die wohltuende und entspannende Wirkung eines tiefen, langen Atems.

Welcher Zusammenhang besteht zu Ihren Finanzen? Erfolgreiche und wohlhabende Menschen verfügen über einen großen und langfristigen finanziellen Atem. Voraussetzung dafür ist, dass man seine Wünsche und Ziele kennt. Bin ich mit meiner derzeitigen Lebenssituation zufrieden? Welche Lebensumstände kann ich mir besser vorstellen? Was will ich in diesem Jahr erreichen? Wie soll meine Lebenssituation in fünf Jahren aussehen? Welche Wünsche habe ich an mein Leben? Wenn Sie sich diese Fragen stellen und am besten auf einem Blatt Papier beantworten, sind Sie auf dem besten Weg.

Gerade in finanzieller Hinsicht lohnt es sich, die eigenen Wünsche und Ziele zu kennen. Es ermöglicht, langfristige und nachhaltige Entscheidungen zu treffen, damit sich diese Wünsche erfüllen, und Ziele erreicht werden. Wenn ein Mensch zum Beispiel regelmäßig 10% seiner Einnahmen zur Seite legt und dieses Geld Gewinn bringend investiert, dann ist dies ein erster Schritt zu einem großen finanziellen Atem. Es führt automatisch zu Reserven für die Wechselfälle des Lebens. Und es führt dazu, dass man das eigene Geld für sich arbeiten lassen kann.

Das ist und bleibt für viele Menschen, die nur gewohnt sind, für das eigene Geld zu arbeiten, ein Geheimnis. Können Sie sich vorstellen, dass Ihr finanzieller Atem ohne eigenes Arbeiten für Ihr Leben ausreicht? Dann treffen Sie Entscheidungen, damit Sie sich Ihre Wünsche erfüllen können und damit Sie Ihre Ziele heute und morgen erreichen.

9. Kennen Sie das 1x1 der Prozent- und Zinsrechnung?

Sicher erinnern Sie sich, sehr geehrte Leserin, sehr geehrter Leser, an das 1x1 Lernen in Ihrer Grundschulzeit. Wenn dann aus 12x12 blitzschnell 144 wurden, dann waren wir schon beim großen 1x1.

Prozent bedeutet einen Teil, z.B. 5 pro Cent, also 5 € von 100 € oder eben 5,50 € von 110 €. Leider beantworten viele Leute die folgende Frage nicht richtig: Wieviel sind 100 € bei einer Verzinsung von 2% pro Jahr nach 5 Jahren wert? Mehr als, weniger als oder genau 102 €?

Prozentrechnung und Zinsrechnung liegen eng bei einander. Das Wort Zins kommt vom lateinischen Wort census und bedeutet Vermögensschätzung. Zins ist das Entgelt, das der Schuldner dem Gläubiger für vorübergehend überlassenes Geld zahlt. Üblicherweise führt dieses Entgelt dazu, dass der Schuldner mehr zurückzahlt als er bekommen hat. Und der Gläubiger erhält mehr, als er am Anfang gegeben hat. Möchten Sie lieber Schuldner oder Gläubiger sein?

Interessant wird die Zinsrechnung durch die Zinseszinsrechnung. Wenn man ein Jahr lang jeden Monat 100 € spart, ergibt dies 1.200 € zuzüglich Zinsen. Bei 2% Zinsen sind das 13 €, bei 5% 32,50 €. Diese Zinsen bringen im Folgejahr bereits selbst Zinsen und man spricht deshalb vom Zinseszins. Die positive Wirkung des Zinseszinses entfaltet sich besonders bei langen Laufzeiten. 10 Jahre lang 50 € im Monat gespart ergibt am Ende einen eingezahlten Betrag von 6.000 €. Die Zinsen und Zinseszinsen ergeben zusätzlich bei 2% Zins pro Jahr einen Betrag von 641,01 € oder bei 5% Zins sogar 1.751,13 €. Wollen Sie das nachprüfen? Schauen Sie auf die Internetseite www.zinsenberechnen.de und Sie gewinnen spielerisch wertvolle Einsichten zum Thema Prozent- und Zinsrechnung.

10. Aktive und passive Vermögenswerte: Kennen Sie den Unterschied?

Viele Menschen fühlen sich reich, weil Sie zum Beispiel eine teure Eigentumswohnung oder ein großes Haus besitzen und es selbst bewohnen. Diese Immobilie ist dann meistens auch ihr größter Vermögenswert.

Nun gibt es bei Vermögenswerten eine wichtige Unterscheidung zwischen aktiven und passiven Vermögenswerten. Aktive Vermögenswerte bringen ihren Besitzern Einnahmen. Passive Vermögenswerte sind mit Ausgaben verbunden. Warum ist diese Unterscheidung vielleicht auch für Sie, liebe Leserin, lieber Leser wichtig?

Betrachten wir einen typischen passiven Vermögenswert: Das Auto. Ein repräsentatives Fahrzeug kann heute leicht ein kleines Vermögen von 50.000 € und mehr kosten. Da ein Auto jedoch von Anfang an weiteres Geld zum Fahren und für den Unterhalt benötigt und darüber hinaus schnell an Wert verliert, ist es eindeutig ein passiver Vermögenswert.

Ein aktiver Vermögenswert ist beispielsweise eine Investition in Sachwerte, die regelmäßige Einnahmen verursachen. Dies können Mieteinnahmen, Dividenden oder Gewinnbeteiligungen sein. Ein aktiver Vermögenswert wächst im Wert somit automatisch und macht seinen Besitzer auf Dauer vermögend. Erfolgreiche Menschen kennen diesen wichtigen Unterschied zwischen aktiven und passiven Vermögenswerten. Sie haben somit ein sicheres Gespür für lohnende Investitionen in aktive Vermögenswerte und handeln entsprechend. Dadurch erklärt sich, warum wohlhabende Menschen meistens noch wohlhabender werden.

11. Wie gut füttern Sie Ihr Sparschwein?

Einverstanden. Sie, liebe Leserin, lieber Leser besitzen wie viele andere erwachsene Menschen ebenso wie viele Kinder heute kein Sparschwein mehr. Gleichwohl erinnern Sie sich noch, wie es damals war: Zu besonderen Anlässen wie Geburtstag, Weihnachten oder einer guten Schulnote wurde Ihr Sparschwein von Ihren Eltern, von Tanten und Onkeln und von anderen lieben Menschen mal mit einer kleinen oder großen Geldmünze oder sogar mit einem Geldschein gefüttert. Wenn dann das Sparschwein geöffnet wurde, waren Sie vom Inhalt meist positiv überrascht und ein besonderer Wunsch von Ihnen konnte in Erfüllung gehen.

Wäre das nicht auch heute noch eine gute Idee, wieder ein Sparschwein zu haben? Immer wenn Ihre Geldbörse zu viel Kleingeld enthält und vielleicht nicht mehr gut zu schließen ist, nehmen Sie einfach ein paar Münzen heraus und werfen sie in Ihr Sparschwein. Natürlich können Sie auch eine große Flasche nehmen, dann sehen Sie, wie der Inhalt langsam aber sicher wächst. Sie können wie damals als Kind erleben, wie es sich lohnt, auch mit kleinen, ausdauernden Schritten ein großes Ziel leicht zu erreichen.

Noch lohnender wird es, wenn Ihr Sparschwein oder Ihr Sparkonto zusätzlich durch Zinserträge gefüttert wird. Wenn Sie dabei die für Sie richtige Balance zwischen Sicherheit und Ertrag wählen und Ihr Geld klug investieren, wird Ihr Geldvermögen eines Tages stetig von alleine wachsen und Sie sind vermögend.

Dann ist aus Ihrem Sparschwein Ihr Glücksschwein geworden. Wäre dies nicht eine gute Idee und ein wertvoller Baustein für Ihr Lebensglück?

12. Haben Sie Zeit für Ihr Lebensglück?

Kluge Menschen haben viel über die Zeit und über Lebensglück nachgedacht. Was Sie entdeckt haben, kann uns auch für unsere persönlichen Finanzen weiter helfen.

Fassen wir einfach zusammen: Sie, liebe Leserin, lieber Leser haben wie alle Menschen auf dieser Erde jeden Tag 24 Stunden Lebenszeit. Bei angenehmen Erlebnissen vergehen Stunden wie im Fluge, bei unangenehmen erscheinen selbst Minuten endlos. Wie kann es nun sein, dass viele Menschen empfinden, keine Zeit zu haben? Lassen Sie uns für eine gute Antwort vier Bereiche betrachten: Ziele, Konzentration, Beharrlichkeit und Tatkraft.

Menschen, die keine Zeit haben, kennen meistens auch nicht ihre Wünsche und Ziele. Sie verlieren sich in vielerlei Gedanken, verzetteln sich und lassen sich von Ansichten und Meinungen anderer bestimmen. Wenn Menschen Ihre Wünsche und Ziele kennen, dann können sie sich auf die Erreichung dieser Ziele konzentrieren. Sie werden sie mit Ausdauer, Beharrlichkeit, Entscheidungsfreude und Tatkraft erreichen. Menschen, die dies erkennen, verursachen damit ihr Lebensglück.

Wie lassen sich diese Erkenntnisse auf Ihre persönlichen Finanzen übertragen? Werden Sie sich bewusst, welche finanziellen Ziele Sie in Ihrem Leben erreichen möchten und wie Sie sich damit Ihre Wünsche erfüllen. Was macht Ihnen Freude, was begeistert Sie und womit möchten Sie Ihre Zeit verbringen? Gestalten Sie Ihre Lebensumstände so, wie es Ihren Wünschen und Zielen entspricht. Erkennen Sie Ihre Chancen und Möglichkeiten, die immer größer sind, als es uns bewusst ist. Ich wünsche Ihnen, dass Sie Ihre Ziele kennen und die Chancen und Möglichkeiten sehen, damit Sie Zeit für Wichtiges haben und Ihr persönliches Lebensglück verursachen.

13. Wie kommt Ihr Geld zu Ihnen?

Wenn Sie sich, liebe Leserin, lieber Leser, finanziell gesehen heute schon auf den nächsten Monatsanfang freuen, dann sind Sie vermutlich Beamter, Angestellter, Pensionär, Rentner oder Sozialhilfeempfänger. Natürlich könnten Sie auch Student sein, dann bekommen Sie monatlich Ihr Geld durch das Bundesausbildungsförderungsgesetz, besser bekannt als BAföG, oder Sie bekommen es von Ihren Eltern. In jedem Fall kommt Ihr Geld monatlich automatisch zu Ihnen aufs Bankkonto, Sie rechnen damit, es ist für Sie selbstverständlich und es ist für Sie wie für viele Menschen lebensnotwendig.

Wenn Sie älter sind, kennen Sie sicher noch eine Lohn- oder Gehaltstüte. Bargeld wurde sicherheitshalber in eine Tüte aus Papier oder Jute verpackt und wöchentlich, zweiwöchentlich oder monatlich am Zahltag übergeben. Ab 1957 gingen Unternehmen und Verwaltungen dazu über, Löhne und Gehälter auf Girokonten zu überweisen. Neben vielen Vorteilen ging damit allerdings auch für viele Menschen ihre direkte Beziehung zum Geld verloren.

Bargeldloses Geld ist wenig greifbar, es wird wie eine Scheckkarte zu einem Stück Plastik, es ist abstrakt und unsichtbar. Menschen können nicht mehr einfach sehen, wie und wofür sie Geld ausgeben. Und am Ende des Geldes ist die Woche oder der Monat noch nicht zu Ende.

Wollen Sie Ihren Kindern Gutes tun? Dann fangen Sie möglichst früh damit an, Ihren Kindern Geldmünzen regelmäßig in die Hände zu geben, damit sie den Umgang mit Geld spielerisch und mit eigener Verantwortung lernen können. In diesem Sinne lohnt es sich, darüber nachzudenken, wie Ihr Geld zu Ihnen kommt.

14. Gewinnen Sie Ihr Geld?

Menschen können auf viele unterschiedliche Art und Weisen zu ihrem Geld kommen. Wenn sie es gewinnen, drängt sich Ihnen, sehr geehrte Leserin, sehr geehrter Leser, sicher der Gedanke auf, dass sie beispielsweise Lotto spielen und gewinnen.

Wir in Deutschland sind es gewohnt, Geld zu verdienen. Das ist mit Gedanken an Fleiß, Disziplin, Anstrengung, Schweiß, unerfreulichen und zeitraubenden Tätigkeiten verbunden. Muss das so sein? Werfen wir ein paar Blicke in andere Länder. In Amerika machen Menschen Geld. Ein Amerikaner sagt: „I make money". In Schweden bekommen Menschen Geld zum Bespiel von ihrem Wohlfahrtsstaat. In Ungarn suchen Menschen Geld, wobei es sicher einfacher wäre, wenn sie es finden würden. In England ernten Menschen Geld. Und in Frankreich gewinnen Menschen Geld.

Diese Beispiele zeigen, wie unterschiedlich Menschen zu ihrem Geld kommen können. Es zeigt auch, welche Beziehung Menschen zu ihrem Geld haben und wie einfach das Geld zu ihnen kommt. Welche Antworten geben Sie auf die Frage, wie Sie zu Ihrem Geld kommen? Fällt es Ihnen schwer oder leicht, zu Geld zu kommen? Wie hätten Sie es denn gerne?

Von Ihren Antworten hängt Ihre Beziehung zu Ihrem Geld ab und welche Menge Sie davon haben. Wenn uns diese Zusammenhänge bewusst sind, erkennen wir unsere Chancen und Möglichkeiten, Geld zu gewinnen und sind in der Lage, mit unseren Talenten das für uns Richtige zu tun. Die Folge wird sein, dass wir das für unser Leben wichtige Geld gewinnen und damit unser Lebensglück bestimmen.

15. Wie oft denken Sie an Geld?

Haben Sie, sehr geehrte Leserin, sehr geehrter Leser, heute schon an Geld gedacht? Denken Sie täglich, ja denken Sie oft an Geld? Dann liegt die Vermutung nahe, dass Sie zu wenig Geld besitzen. Oder dass Sie zu viel Geld besitzen.

Menschen denken an Geld, wenn sie gerne etwas kaufen möchten und sich etwas leisten möchten. Sie träumen von Geld, damit sie sich Wünsche erfüllen können. Sie machen sich Sorgen, wenn sie nicht genug Geld zum Leben haben. Sie befürchten, dass ihr Geld in Zukunft nicht reichen wird. Sie überlegen, wie sie ihr Geld Gewinn bringend anlegen können. Sie hoffen, den Wert ihres gesparten Geldes erhalten zu können. In jedem Falle denken Menschen sehr oft an Geld.

Wäre es nicht ideal, wenn Sie weniger über Geld nachdenken müssten? Welche Voraussetzungen wären notwendig, damit Geld in Ihrem Leben wenn überhaupt höchstens die zweitwichtigste Rolle spielen würde?

Eine Voraussetzung für Gelassenheit im Umgang mit Geld ist, dass Sie aus der Vergangenheit keine Schulden haben. Eine andere Voraussetzung ist, dass Ihnen in jedem Augenblick Ihres Lebens genug Geld zur Verfügung steht. Eine weitere Voraussetzung wäre die Gewissheit, dass Ihr Geld auch in Zukunft für Sie, Ihre Familie und für andere Menschen reichen würde.

Wenn uns dies bewusst ist, können wir darüber nachdenken, wie wir diese für unser Lebensglück wichtigen Ziele erreichen. Zum Glück brauchen Sie sich diese Gedanken nicht alleine zu machen. Betrachten Sie erfolgreiche und zufriedene Menschen. Nehmen Sie einen guten Rat von einem Freund oder einem erfahrenen Experten an, hören Sie einen guten Vortrag, lesen Sie ein hilfreiches Buch. Dann denken Sie im richtigen Maße über Ihr Geld nach und gewinnen Gelassenheit und Lebensglück.

16. Kostet Ihr Auto auch nur 99 €?

Seit ein paar Jahren sind Autos auch in Deutschland schlagartig billiger geworden. Anstelle von 19.999 € lockt seitdem ein Preisschild mit 99 € zum Kaufen. Das, was Amerikaner schon lange gewöhnt sind, bestimmt mehr und mehr auch unser finanzielles Denken und Handeln: Das Denken in Monatsraten.

Schließlich sind 99 € im Monat ein überschaubarer Betrag und das neue Auto hat seine besonderen Reize. Natürlich wissen Sie, sehr geehrte Leserin, sehr geehrter Leser, dass zum Autofahren mehr als 99 € im Monat gehören. Ein Auto einen Monat lang zu besitzen und zu nutzen kostet heute bei einem Kleinwagen mindestens 300 €, bei einem Mittelklassewagen mindestens 600 € und bei einem Oberklassewagen mindestens 1.000 € im Monat. Oder umgerechnet mindestens 30, 60 oder 100 Cent und mehr pro gefahrenen Kilometer. Die Kostenfaktoren im Einzelnen sind: Wertverlust, Betriebskosten wie Benzin, Wartung und Pflege, Versicherung und Steuern. Wenn das Auto nicht genutzt wird, benötigt es einen Garagen- oder Stellplatz.

Diese wenigen Gedanken zeigen, wie heute in der Werbung mit Teilinformationen geworben wird und wie wichtig es ist, bei einer Kaufentscheidung alle Informationen rund um den Kaufgegenstand zu berücksichtigen. Für ein neues Auto sind zum Beispiel sind neben der monatlichen 99 € Kauf- oder Leasingrate folgende Informationen wichtig: Wie viele Monate läuft der Vertrag? Welche zusätzlichen Kosten wie z.B. Anzahlung und Schlussrate sind fällig? Wie hoch sind die Kaufnebenkosten wie z.B. Überführungs- und Zulassungskosten? Fallen Kosten für die Bearbeitung eines Kreditvertrages an? Müssen besondere zusätzliche Versicherungen zur Absicherung des Kredit- oder Leasingvertrages abgeschlossen werden?

Ein neues Auto ist etwas sehr reizvolles. Wenn ein Ratenvertrag jedoch 72 Monate läuft, ist der Besitzer am Ende des

Vertrages genau sechs Jahre älter. Hält ein Autoglück so lange? Ihr Lebensglück sollte länger dauern.

17. Haben Sie heute schon für morgen konsumiert?

Viele Menschen leben in der Vergangenheit oder in der Zukunft. Leben im eigentlichen Sinne ist jedoch ausschließlich im Hier und Jetzt, also in der Gegenwart möglich.

Finanziell gesehen ist es jedoch möglich, heute schon für morgen zu leben. Das Zauberwort hierfür heißt Kredit, Finanzkauf, Zielkauf und raffinierte Werbetexter erfinden täglich neue, harmlos klingende Bezeichnungen. Schließlich leben wir vermeintlich nur heute, und wir wollen und sollen deshalb auch heute konsumieren. Kredit ermöglicht heute vielen Menschen Geld auszugeben, dass sie vielleicht erst morgen haben werden. Natürlich kann es sinnvoll sein, einen Kredit zum Wohnungskauf aufzunehmen und anstelle von Miete Kredit- und Tilgungsraten zu leisten.

Fast alle entwickelten Volkswirtschaften heute sind Kreditwirtschaften. Für die eigenen persönlichen Finanzen stellt sich früher oder später die Frage, wieviel Kredit man sich leisten kann und wofür man ihn sich leisten sollte. Ein Kredit verursacht Kosten und muss irgendwann zurückgezahlt werden. Kredite sollte man sich deshalb nur für Investitionen leisten, die sich dauerhaft lohnen. Solche Investitionen können die eigene Wohnung, das eigene Haus und eine gute Ausbildung sein.

Viele unserer täglichen Konsumausgaben gehören nicht dazu. Dinge, die wir nicht wirklich benötigen, sollten nicht durch Kredite finanziert und gekauft werden. Jeder zehnte Mensch ist heute so hoch verschuldet, dass sein Geld weder für seine

Schulden noch zum Leben ausreicht. Haben solche Menschen nicht schon ihre Zukunft verspielt?

Die Kunst im Umgang mit Geld besteht darin, mit dem eigenen Vermögen, den eigenen Einnahmen und Ausgaben so zu leben, dass das eigene Geld zu jedem Zeitpunkt zum Leben ausreicht. Darüber hinaus sollte Geld ein angenehmes und glückliches Leben ermöglichen. Ich wünsche Ihnen, sehr geehrte Leserin, sehr geehrter Leser, dass Sie finanziell gesehen heute und morgen gesund leben, damit Sie eine gute Basis für Ihr Lebensglück haben.

18. Was kostet Sicherheit bei der Geldanlage?

Sicherheit, Ertrag und Verfügbarkeit bilden das magische Dreieck der Geldanlage. Bei hoher Sicherheit ist im Allgemeinen der Ertrag niedriger. Er ist ebenfalls niedriger bei kurzfristigen Geldanlagen. Kurzfristige Geldanlagen bieten eine hohe Verfügbarkeit, da sie das Geld nur wenige Monate Geld binden. Umgekehrt ist der Ertrag bei höherem Risiko und längeren Laufzeiten höher.

Tagesgeldkonten bei einer Bank oder Sparkasse gelten als sicher. Sie bringen beispielsweise einen Ertrag von 0,05% Zinsen pro Jahr. 1.000 € dort angelegt bringen somit eine halben Euro Zinsen für 365 Tage. Vorteilhaft bei Tagesgeldkonten ist die tägliche Verfügbarkeit des Geldes.

Ein höherer Ertrag kann zum Beispiel mit einer unternehmerischen Geldanlage erzielt werde. Sie ist wie jedes unternehmerische Handeln mit einem Risiko verbunden. Die Laufzeit einer unternehmerischen Geldanlage kann z.B. vier Jahre betragen. Höheres Risiko und längere Laufzeit werden z.B. mit einem jährlichen Ertrag von 6% belohnt. Können Sie, sehr geehrte

Leserin, sehr geehrter Leser, sich jetzt vorstellen, dass 10.000 € angelegt in einer unternehmerischen Beteiligung mehr Ertrag bringt als eine Million Euro auf einem Tagesgeldkonto? Die Rechnung ist einfach: 0,05% für eine Million auf einem Tagesgeldkonto bringen genau 500 € Ertrag pro Jahr. 10.000 € zu 6% bringen 600 € Ertrag pro Jahr.

Dieses Beispiel zeigt, dass es sich lohnt über Sicherheit und Risiko nachzudenken. Ist ein Tagesgeldkonto bei einer süd- oder osteuropäischen Bank wirklich sicher? Wie sicher sind unternehmerische Beteiligungen? Wie kann ich prüfen und erkennen, wie groß die Sicherheit einer unternehmerischen Beteiligung ist? Was ist in unserem Leben überhaupt sicher?

Es lohnt sich, sich zu informieren und eine kompetente und persönliche Beratung zu nutzen. Dies ermöglicht es Ihnen, die für Sie guten Entscheidungen zu treffen. Menschen sollten für ihre Geldanlagen die richtige Kombination aus Sicherheit, Ertrag und Verfügbarkeit finden. Dann zahlen Sie für Sicherheit keinen zu hohen Preis.

19. Was machen Sie mit Ihrem Geld?

Können Sie, sehr geehrte Leserin, sehr Dame, sehr geehrter Leser, auf diese scheinbar einfache Frage eine ebenso einfache Antwort geben? Jeder Mensch hat weniger oder mehr Geld zur Verfügung und es lohnt sich, Gedanken darüber zu machen, was er daraus macht.

Der eine Mensch gibt sein Geld aus, ein anderer spart es für die Zukunft, ein anderer zahlt monatlich Kredite zurück und wiederum ein anderer legt es unters Kopfkissen, damit er besser schlafen kann. Wie können wir diese verschiedenen Geldverwendungsmöglichkeiten unterscheiden? Zum Beispiel können wir fragen, was wir am liebsten mit unserem Geld machen. Sicherlich verwenden wir einen 100 € Schein lieber, um mit einem lieben Menschen in angenehmer Atmosphäre ein vorzügliches Essen zu genießen, anstatt einen 100 € Strafzettel zu bezahlen. Im ersten Falle entscheiden Sie freiwillig, was Sie mit Ihrem Geld machen, im letzteren muss es halt sein, wenngleich Sie sich den Strafzettel selbst verdient haben.

Selbst entscheiden und agieren verursacht mehr Lebensglück als reagieren. Leider stellt sich die oben genannte Frage „Was machen Sie mit Ihrem Geld?" für viele Menschen anders: „Was macht Ihr Geld mit Ihnen?" Wenn diese letzte Frage eher zutrifft, lohnt es sich um sehr mehr, über Geld im Allgemeinen und das eigene Geld im Besonderen nachzudenken.

Von unserem Umgang mit Geld hängt viel ab: Ob und wenn ja wieviel Geld wir haben, wie wichtig uns Geld ist und ob Geld ein Diener für uns ist oder ob wir Gelddiener sind. Wünschenswert ist, dass Geld Ihnen dient und einfach in ausreichender Menge da ist, wenn Sie es brauchen. Und das in jedem Augenblick Ihres Lebens für Sie da ist. Dann haben Sie eine gute Grundlage für Ihr Lebensglück.

20. Wann ist etwas zu teuer?

Täglich entscheiden wir über Dinge, die wir kaufen. Dabei können wir billige, preiswerte oder teure Produkte wählen, um unsere Wünsche und Bedürfnisse zu befriedigen.

Wissen Sie, wann etwas zu teuer ist? Vielleicht prüfen Sie zunächst verschiedene Angebote, vergleichen Preise, Qualitäten und Beschaffungskosten und entscheiden sich dann für das Produkt, das Ihnen am besten gefällt. Eine Frage sollten Sie sich jedoch zu allererst stellen: Benötige ich das Produkt überhaupt?

Ausgeklügelte und raffinierte Werbung gepaart mit Einführungs- und Sonderangeboten zielt darauf ab, Wünsche in uns zu wecken, die wir bisher nicht kannten. Vermeintliche Trends suggerieren uns, dass z.b. eine Tasse Kaffee aus einem 1.500 € teuren Kaffeeautomaten unvergleichlich viel besser schmeckt. Modernes Design und mit Produkten verknüpftes Lebensgefühl wecken Erwartungen, die nach dem Kauf unerfüllt bleiben. Schließlich kaufen wir um des Kaufens Willen und fügen unseren bereits vorhandenen 500 Haushaltsgegenständen einen weiteren hinzu, ohne einen alten auszurangieren.

Haben Sie schon mal am Ende eines Lebens einen Haushalt aufgelöst? Das ist keine leichte Aufgabe. Deshalb gibt es ein eindeutiges Kriterium, wann etwas zu teuer ist: Alles was ist nicht brauche, ist ein bisschen zu teuer! Dabei spielt es keine Rolle, ob das neueste Handy gerade zum halben Preis angeboten wird oder eine Gratisaktion zum Besitz eines Produktes mit regelmäßigen Folgekosten führt. Ein Produkt ist dann zu teuer, wenn ich es nicht benötige.

Wenn Sie, sehr geehrte Leserin, sehr geehrter Leser, sich das vor jedem zukünftigen Kauf bewusst machen, werden Sie mit Sicherheit weniger kaufen und sparen eine Menge Geld. Ihr Vermögen und Ihr Lebensglück wachsen automatisch.

21. Können Sie virtuell konsumieren?

Virtuell konsumieren bedeutet, ein Produkt in Gedanken zu kaufen und es zu genießen. Sie entdecken Ihre neuen Traumschuhe, das Wunschauto oder ein Angebot für Ihre nächste Urlaubsreise und bevor Sie sich spontan fürs Kaufen entscheiden, konsumieren und genießen Sie es virtuell.

Voraussetzung für virtuelles Konsumieren ist, dass Sie sich möglichst genau vorstellen, wie es sich für Sie anfühlt, wenn Sie sich für das Produkt entscheiden. Schließen Sie die Augen und stellen Sie sich vor, wie Sie das neue Auto aussuchen, zur Probe fahren, Vor- und Nachteile gegeneinander abwägen und sich schließlich entscheiden. Wie werden Sie das Auto in Besitz nehmen, welche Fahrt werden Sie als erstes unternehmen? Welchen Freunden und Bekannten werden Sie das Auto vorstellen, wohin bringt Sie Ihre erste Urlaubsfahrt?

Wenn unsere Vorstellungskraft geübt ist, erscheinen unsere Gedanken weitgehend als Realität und wir können die mit dem Kauf des Autos verbundenen positiven Gefühle genießen. Natürlich können wir uns auch vorstellen, wie die Parkplatzsuche ob altes oder neues Auto gleich schwierig bleibt und der morgendliche Stau zur Arbeit durch ein neues Auto nicht kürzer wird. Auch das neue Auto betanken wir an der bekannten Zapfsäule mit Treibstoff, der gefühlt wieder teurer geworden ist.

Durch virtuelles Konsumieren erleben wir einen großen Teil des Kauferlebnisses und gewinnen wesentliche Vorteile: Wir geben kein Geld aus, vermeiden Fehlkäufe und spüren, dass Lebensglück nicht mit Konsum verbunden ist. Übrigens können wir virtuell viel mehr Dinge konsumieren, als wir uns je kaufen könnten. Es lohnt sich deshalb, das nächste Mal einen virtuellen Testkauf zu starten.

22. Hängt Ihr Lebensglück an einem Tortenstück?

Ein Tortenstück kann für viele Menschen nicht groß genug sein und es schmeckt zusammen mit einer guten Tasse Kaffee vorzüglich. Tortengrafiken dienen in Statistiken oft dazu, bildlich zu zeigen, wer welchen Anteil an einem vorhandenen Kuchen erhält. Dies kann ein Gewinn, ein Arbeitsergebnis oder ein vorhandenes Steueraufkommen sein.

Leider verengt das anschauliche Beispiel einer Torte den Blick auf Realitäten. Wenn beispielsweise Gewerkschaften einen größeren Anteil am Gewinn eines Unternehmens für Arbeitnehmer fordern, dann unterstellt dies gleichzeitig einen geringeren Anteil für Unternehmenseigner. Erhält die eine Seite mehr, muss die andere Seite logischerweise weniger erhalten. Schließlich gibt es nur eine Torte.

Warum dieser Blick oftmals zu keiner guten Lösung führt, zeigen uns viele Beispiele. Dabei genügt ein Blick in die Natur und wir können feststellen, dass fast alles im Überfluss vorhanden ist. Produziert eine Pflanze nur ein Samenkorn, um sich fortzupflanzen? Ist es ein Naturgesetz, dass alles nur beschränkt zur Verfügung steht? Sollten wir unseren Blick nicht über die engen Grenzen unserer Gedanken erweitern? Konkret bedeutet dies, das Bild von der Torte großzügig zu erweitern. Ist es nicht ein reizvoller Gedanke, einfach eine zweite und dritte Torte herzustellen? Sollten wir unsere Fähigkeiten und Möglichkeiten nicht nutzen, zukunftsfähige Lösungen zu finden und unseren Blick vom Mangel auf die Fülle zu richten? Wenn Sie, sehr geehrte Leserin, sehr geehrter Leser, diesen Gedanken etwas Gutes abgewinnen, sind Sie auf dem richtigen Weg. Die Vorstellung, dass Ihr Lebensglück nicht von einem wie auch immer großen Tortenstück abhängt, gibt Gelassenheit und bereitet Ihnen täglich und dauerhaft neuen Genuss.

23. Sind Sie ein Sparbuchmensch?

Sparen ist eine lohnenswerte Tätigkeit. Es gibt das Gefühl, für heute genug zu haben und für die eigene Zukunft Gutes zu tun. Ein Sparbuchmensch lernte von Kindesbeinen an, mit einem Sparbuch zu sparen. Ein Sparbuch ist ein kleines gebundenes Büchlein mit farbigem Umschlag, der je nach der herausgebenden Sparkasse oder Bank rot, gelb, blau usw. ist. Im Sparbuch werden zeilenweise Zu- und Abbuchungen und der aktuelle Kontostand eingetragen. Ein Blick genügt, welcher Geldbetrag gespart ist und kurzfristig abgehoben werden kann. Am Jahresanfang lassen viele Sparbuchsparer die Zinsen des vergangenen Jahres nachtragen und freuen sich.

Heute ist das gute alte Sparbuch kaum noch anzutreffen. Tagesgeldkonten werden über das Internet geführt, sie lohnen sich mehr und zum Eintrag der Zinsen muss niemand mehr zur Bank gehen. Nicht zuletzt deshalb, weil es kaum noch Zinsen gibt

Dieser letzte Punkt sollte jedem Sparbuchmenschen, Girokonto- und Tagesgeldkonto Sparer ernsthaften Anlass zum Nachdenken geben. Mehr als die Hälfte aller Sparbeträge liegen auf Konten, die keine oder nur geringe Erträge bringen. Das macht auf Dauer außer Ihrer Bank niemanden glücklich und Sie, liebe Leserin, lieber Leser sollten deshalb einen Schritt weiter denken als ein Sparbuchmensch. Überlegen Sie mit einem unabhängigen Berater, welche Möglichkeiten gerade heute bestehen, Geld ertragreich anzulegen. Ein guter Berater erklärt Ihnen Zusammenhänge zwischen Ertrag, Risiko und Laufzeit von möglichen Geldanlagen. Ein guter Berater versetzt Sie in die Lage, die für Sie geeigneten und angemessenen Geldanlagen zu finden und zu Ihrem Vorteil zu nutzen. Lassen Sie also das Sparbuchdenken hinter sich und gewinnen Sie finanziell größere Spielräume. Damit vermögen Sie mehr und fördern Ihr Lebensglück.

24. Sehen Sie finanziell Schwarz-Weiß?

Seit August 1967 gibt es in Deutschland Farbfernsehen. Zuvor war dies nur in Schwarz-Weiß möglich. Wie kommt es, dass viele Menschen, die nach 1967 geboren sind, finanziell gesehen nur Schwarz-Weiß sehen? Betrachten wir hierzu das magische Dreieck der Geldanlage. Es wird gebildet aus Ertrag, Sicherheit und Verfügbarkeit einer Geldanlage. Ein höherer Ertrag kann somit in der Regel mit einem höheren Risiko, also weniger Sicherheit erzielt werden. Läuft eine Geldanlage langfristig, kann ebenfalls ein höherer Ertrag erzielt werden. Soll ein hoher Ertrag erzielt werden, muss ein hohes Risiko und vielleicht zusätzlich eine lange Laufzeit der Geldanlage in Kauf genommen werden. Hat das etwas mit Schwarz-Weiß zu tun? Bedeutet höheres Risiko automatisch höheren Ertrag, bedeutet Sicherheit automatisch geringen Ertrag?

In der Welt der Finanzen gibt es stets viele Schattierungen und sogar viel Farbe. Wenn Sie, sehr geehrte Leserin, sehr geehrter Leser zum Beispiel Geld haben, bieten sich Ihnen zahlreiche Möglichkeiten: Sie können es ausgeben, sparen, investieren, es spenden, anderen und sich selbst eine Freude damit bereiten, damit spekulieren usw. Lottospieler beispielsweise geben ihr Geld spekulativ aus. Sie können dies sowohl mit einem Teil Ihres Geldes tun als auch mit Ihrem ganzen Geld. Sie können 90% sicher anlegen und mit 10% spekulieren. Oder auch nur 50% sicher, 20% langfristig und 30% für eine Weltreise ausgeben. Warum deshalb noch Schwarz-Weiß sehen? Erfolgreiche Menschen kennen das Farbspiel in der Welt der Finanzen. Sie informieren sich und lassen sich beraten, wie sie mit ihrem Geld heute und morgen gut leben können.

Geld Vermögen Lebensglück

25. Wie erreichen Sie Lebensglück?

Was auch immer für Sie Lebensglück ist, Sie erreichen es, in dem Sie auf Ihre Gedankenwelt schauen. Alles auf dieser Welt hat seinen Ursprung in der Gedankenwelt. Erst wird etwas gedacht, dann tritt es früher oder später im Äußeren in Erscheinung. Dieser Zusammenhang von Ursache und Wirkung gilt natürlich auch für Ihre Finanzen. Alles, was ein Mensch besitzt, wurde einmal verursacht. Von anderen Menschen und das meiste sogar von ihm selbst.

Bevor Sie, sehr geehrte Leserin, sehr geehrter Leser, an dieser Stelle Unmut empfinden, lesen Sie weiter. Die Gedankenwelt eines Menschen verursacht seine Gefühle. Er fühlt sich bei einem Gedanken unwohl, bei einem anderen kribbelt es im Bauch und ein weiterer Gedanke begeistert ihn. Über das Gefühl kommen wir schließlich zum Handeln. Wir entscheiden uns für einen Partner, wir mieten eine Wohnung und wir wählen die Eissorten für unseren nächsten Eisbecher. Gedanken, Gefühle und Handlungen führen zu einem Ergebnis. Dieses Ergebnis tritt in der Realität in Erscheinung.

Erfahrene und weise Menschen erkennen an den Ergebnissen sofort, welche Gedanken, Gefühle und Handlungen einen Mensch bewegen. Zum Glück können wir diese Erkenntnisse auch für unser Lebensglück nutzen. Schauen wir deshalb zuallererst auf unsere Gedanken. Was denken Sie über Geld und Reichtum? Was denken Sie über andere? Was denken Sie über sich selbst?

Der Schlüssel für Ihr Wohlergehen und Ihr Lebensglück liegt somit in Ihrer Gedankenwelt. Für Ihre Gedankenwelt sind glücklicherweise nur Sie alleine verantwortlich.

26. Wie kompliziert ist Ihr Umgang mit Geld?

Mit Geld kann man einfach und leicht leben. Dann hat man jederzeit genug davon, kann kaufen was man möchte und Geldverdienen macht Freude. Wie sieht, liebe Leserin, lieber Leser, Ihr Umgang mit Geld aus?

Betrachten wir gemeinsam, wann und wie Sie zum Beispiel während eines Monats mit Geld in Berührung kommen. Wie erhalten Sie Ihr monatliches Einkommen? Lohn und Gehalt von Ihrem Arbeitgeber, Rente vom Staat oder einer Versicherung, Zinsen und Erträge von einer Geldanlage, Taschengeld von Eltern. Wie ist es bei Ihnen? Wann kommen Sie mit Geld direkt in Berührung? Wie oft holen Sie Bargeld am Automaten ab und welche Summen? Wieviel Portemonnaies besitzen Sie? Ist Ihre Geldbörse gefüllt mit vielen kleinen Münzen und deshalb immer so dick? Haben Sie mehrere Aufbewahrungsorte für Geld bei Ihnen zu Hause? Freuen Sie sich, wenn Sie überraschend einen 50 Euroschein in einer Jackentasche finden? Wann haben Sie zum letzten Mal einen 500 € Schein in der Hand gehabt?

Zum Umgang mit Geld gehört auch die Frage, ob und wieviel Kreditkarten Sie haben. Blicken Sie noch durch, wieviel Geld Sie haben oder nicht haben? Steuern Sie Ihre Geldausgaben mit einem Blick in Ihr Portemonnaie? Wieviel Stunden Ihres Lebens beschäftigen Sie sich mit Geld?

Ihre Antworten auf diese Auswahl von Fragen bestimmt Ihre Beziehung zum Geld. Werden Sie sich Ihrer Geldbeziehungen bewusst. Dann finden Sie Wege, den Umgang mit Geld einfach und leicht zu gestalten. Damit wird Ihr Kopf frei für wichtigere Dinge im Leben. Sie erkennen das am Maß Ihres Lebensglücks.

27. Machen Versicherungen Sie reich?

Versicherungen sind eine nützliche Angelegenheit. Sie können finanzielle Risiken wie den Verlust von Hab und Gut und Lebensrisiken wie zum Beispiel Krankheit und Tod finanziell absichern. Die Vielfalt an möglichen Versicherungen ist nahezu unüberschaubar. Neben der wichtigen Frage, welche Versicherungen Sie, sehr geehrte Leserin, sehr geehrter Leser, haben sollten und welche Sie sich sparen können, lohnt die Betrachtung der Frage, ob Versicherungen Sie reich machen. Hierzu drei Beispiele.

Beispiel 1: Sie entdecken in Ihrem Haus tropfendes Wasser an einer Kellerdecke. Nach einigem Hin und Her mit Ihrer Versicherung und mit Handwerkern sind ein paar mehr oder weniger angenehme Wochen vergangen und alles ist wieder in Ordnung.

Beispiel 2: Endlich wird Ihre vor 30 Jahren abgeschlossene Lebensversicherung fällig und Sie freuen sich auf einen sechsstelligen Betrag. Eigentlich sollte mehr dabei heraus kommen. Schließlich reicht es für das neue Auto, für eine schon lange geplante Wohnungsrenovierung und ein kleiner Urlaub ist auch noch drin.

Beispiel 3: Für Ihre Krankenhaustagegeldversicherung bezahlen Sie monatlich einen zweistelligen Betrag. Leider ist es jetzt soweit: Ein Krankenhausaufenthalt von zwei Wochen ist notwendig. Jetzt erhalten Sie 14 x 50 € Krankenhaustagegeld. Hand aufs Herz: Sind Sie jetzt reicher?

Entscheiden Sie selbst, ob Versicherungen Sie reicher oder ärmer machen. Und ob Versicherungen Ihr Lebensglück entscheidend fördern. Kann man die wirklich wichtigen Dinge im Leben versichern?

Leider sind viele Menschen arm, weil sie ausschließlich Ihre Versicherungen reich machen. Finden Sie gemeinsam mit einem guten Berater die für Sie richtige Antwort. Sichern Sie sich eine gute Lebenszeit und fühlen Sie sich reich.

28. Sparen Sie auch für die Not?

„Spare in der Zeit, dann hast Du in der Not" lautet eine alte Volksweisheit für den Umgang mit Geld. Wir alle kennen diesen Spruch. Sparen ist eine Tugend, die vielen jüngeren Menschen nicht mehr vertraut ist. Schließlich kennen Sie keine wirkliche Not. Ein sicheres Dach über dem Kopf, genug zum Essen, Geld fürs Auto und den Urlaub waren früher nicht selbstverständlich.

Ein lohnendes Ziel zu haben ist auch nicht verkehrt. Wie kann man etwas erreichen, wenn man sein Ziel nicht kennt? Doch ist es sinnvoll, für die Not zu sparen? Was wäre, wenn es keine Not mehr geben würde? Oder diese Not mit keinem Geldbetrag dieser Welt gelindert werden könnte? Möchten Sie mit Ihrem Verhalten, sehr geehrte Leserin, sehr geehrter Leser, etwas erreichen, was überhaupt nicht auf Ihrem Wunschzettel steht? Lassen Sie uns gemeinsam feststellen, dass sich ein gesunder Mensch alles andere als wirkliche Not wünscht. Richten wir unsere Gedanken lieber auf das, was wir uns wirklich wünschen. Zum Beispiel Wohlergehen, das Zusammensein mit interessanten Menschen, eine erlebnisreiche Reise, eine Wohnung zum Wohlfühlen, angenehme und nützliche Gegenstände für unser tägliches Leben. Das alles ist doch viel reizvoller und erstrebenswerter.

Sparen Sie deshalb für Ihre wahren Wünsche und Ziele. Gönnen Sie sich ein Hobby, das Ihnen Freude bereitet und Sie wachsen lässt. Sparen Sie so, dass Sie diesen Zielen näher kommen. Wenn Sie Ihr Geld klug investieren, arbeitet es ertragreich für Sie und für Ihre Wünsche. Sie vermeiden und leiden keine Not, und Sie kommen Ihrem Lebensglück Schritt für Schritt näher.

29. Welche Hauptfunktion hat Geld für Sie?

Geld kann drei Hauptfunktionen erfüllen. Zunächst ist Geld ein Tauschmittel. Bevor es Geld gab, tauschten Menschen Güter. Das war nicht ganz einfach. Eine Kuh zum Beispiel gegen vier Schafe. Das hat nicht immer gut funktioniert, weil in diesen Fällen zwei verschiedene Güter bewertet werden mussten. Mit Geld steht ein Wertmaßstab zur Verfügung. Die Kuh hat beispielsweise einen Wert von 1.000 €, ein Schaf kostet 300 €. Mit Geld als Wertmaßstab kann Handel einfacher stattfinden. Der Schafverkäufer bekommt jetzt eine Kuh und zusätzlich 200 € vom Kuhverkäufer.

Geld kann auch als Wertspeicher dienen. Der Kuhverkäufer will nicht gleichzeitig Schafe kaufen und ist zunächst mit dem Geldbetrag von 1.000 € zufrieden. Nach einem halben Jahr nutzt er sein Geld, um andere für ihn wichtige Güter zu kaufen. In diesem halben Jahr war Geld, obwohl es nur aus bedrucktem und wertlosem Papier oder einer Zahl auf einem Konto bestand, für ihn Wertspeicher.

Welche Hauptfunktion hat Geld für Sie, sehr geehrte Leserin, sehr geehrter Leser? Geben Sie Ihr Geld gerne aus, dann ist Geld für Sie in erster Linie ein Tauschmittel. Sparen Sie Ihr Geld, dann dient es Ihnen als Wertaufbewahrungsmittel. Unbewusst ist Geld stets Wertmaßstab. Sie brauchen zum Beispiel 10

Monatseinkommen, um sich ein Auto kaufen zu können. Oder Sie arbeiten eine Stunde für 8,50 € und können sich danach 2 kg Brot kaufen. Geld dient für Ihre Arbeit als Wertmaßstab und bestimmt Ihren Lohn. Und der Preis eines Autos oder eines Kilogramms Brot bestimmt die Menge an Gütern, die Sie für Ihren Lohn bekommen. Alle drei Geldhauptfunktionen sind wichtig und bestimmen unseren Wohlstand.

30. Wie empfinden Sie Zufallsglück?

Glück tritt in verschiedenen Formen und Ereignissen in Erscheinung. Wie ein Mensch Glück empfindet und ob er es als sein Glück wahrnimmt, liegt an ihm selbst.

Eine Erscheinungsform des Glücks ist das Zufallsglück. Es tritt unerwartet ein und wirkt meist nur für kurze Zeit beglückend. Sicher haben Sie, sehr geehrte Leserin, sehr geehrter Leser, schon einmal in einer Jackentasche oder in einem alten Brief überraschend einen Geldschein gefunden. Sie freuten sich darüber und erlebten Zufallsglück.

Wie alles in unserem Leben so hat auch dieses Zufallsglück seine Ursache. Sie können einen Geldschein nur dann zufällig finden, wenn er vorher dort hingelegt wurde. Natürlich können auch andere Menschen die Ursachen bewirken und zum Beispiel den Geldschein im Brief übersehen haben. Unser Gedächtnis speichert weniger wichtige Dinge nicht allzu lange. Kluge Menschen können somit ihr Zufallsglück selbst verursachen. Wie wäre es, wenn Sie immer mal wieder einen Geldschein in einem sicheren Versteck deponieren? Spätestens nach dem fünften sicheren Versteck verlieren Sie den Überblick und haben die Basis für kommendes Zufallsglück gelegt.

Zufallsglück kann für einen Augenblick zwar sehr erfreulich sein. Da dieser Augenblick jedoch vergeht, spielt Zufallsglück für unser Lebensglück nur eine geringe Rolle. Die berühmten sechs Richtigen im Lotto führen bei vielen Gewinnern nach einer kurzen Zeitspanne oft dazu, dass sie ärmer sind als vor diesem Zufallsglück.

Freuen wir uns also über zufälliges Glück, dass uns in jeder Stunde unseres Lebens begegnen kann. Sind wir uns jedoch auch bewusst, dass es neben Zufallsglück andere Formen des Glücks gibt, die viel entscheidender für unser Leben, unser Wohlergehen und für unser Lebensglück sind.

31. Haben Sie gerne Schulden?

Sehr viele Menschen sind heute verschuldet oder sogar überschuldet. Während ältere Menschen gelernt haben, erst zu sparen und sich dann ein Auto, eine Wohnungseinrichtung zu kaufen oder eine Urlaubsreise zu buchen, ermöglicht unser modernes Geldsystem den umgekehrten Weg.

Durch einen Konsumentenkredit, einen Finanzkauf, oder einen Hypothekenkredit können sich die meisten Menschen heute zunächst fast alles leisten. Das Ergebnis ist, dass sie früher und später verschuldet sind und dafür laufend einen Teil ihres Einkommens für Zinsen und Tilgung bezahlen müssen. Jeder 10. Mensch in Deutschland ist diesen Weg schon so weit gegangen, dass er überschuldet ist. Seine Einnahmen reichen nicht mehr aus, um die Zinsen für seine Schulden zu bezahlen. Eine Tilgung der Schulden ist somit nahezu unmöglich und oftmals beendet erst eine mühevolle Privatinsolvenz diesen Teufelskreis.

Es versteht sich von selbst, dass Verschuldung und Lebensglück wenig miteinander zu tun haben. Kluge Menschen lassen es erst gar nicht dazu kommen. Sie treffen frühzeitig Entscheidungen, damit ihre Ausgaben ihre Einnahmen langfristig nicht übersteigen. Sie nutzen Kredite nur dann, wenn es zum Beispiel für den Kauf einer Wohnung sinnvoll ist. Sie bemühen sich, ihre Schulden zurück zu zahlen. Sie gewöhnen sich nicht an eine dauerhafte Verschuldung und finden Wege, erst zu sparen und dann zu konsumieren.

Kluge Menschen schauen sich andere wohlhabende Menschen an und lernen aus deren Verhalten. Sie nehmen gute Ratschläge an und verändern ihre Einstellungen zu Geld. Sie gewinnen damit Gelassenheit und Lebensglück. Sie sind nicht gerne verschuldet. Sie vermögen viel und sind deshalb vermögend.

32. Wann sollten Sie sich Schulden leisten?

Unser heutiges Wirtschaftssystem basiert auf einem Schuldgeldsystem. Unternehmen nehmen Kredite auf und kaufen davon zum Beispiel Maschinen, mit denen Produkte produziert werden können. Je mehr Unternehmen investieren, umso besser funktioniert der Wirtschaftskreislauf. Deshalb sind Konjunkturexperten glücklich, wenn mehr Kredite nachgefragt werden.

Gilt dies auch für Sie, sehr geehrte Leserin, sehr geehrter Leser und für Ihren privaten Haushalt? Wenn wir Kredite aufnehmen und das Geld ausgeben, tun wir ebenfalls etwas Gutes für den Wirtschaftskreislauf. Da wir allerdings für einen Kredit Zinsen bezahlen müssen, können wir uns zukünftig weniger leisten.

Einen Kredit aufzunehmen kann in wenigen Ausnahmefällen sinnvoll sein. Wenn Sie zum Beispiel ein neues Auto bar bezahlen können und das Auto idealerweise mit null Prozent Zinsen finanziert werden kann, dann ist ein Kreditkauf sinnvoll und lohnend. Schließlich können Sie das zunächst noch vorhandene Geld zinsbringend anlegen und verdienen damit Geld.

Sinnvoll kann ein Kredit auch dann sein, damit Sie eine günstige Gelegenheit nutzen können. Da sich uns heute jedoch täglich zahlreiche günstige Gelegenheiten bieten, bedarf es schon einer großen Portion Disziplin, damit die Kreditfalle nicht zuschnappt. In jedem Falle sollte klar sein, wie und wann ein Kredit zurückgezahlt wird. Während der Kreditlaufzeit sollte noch ausreichend finanzieller Spielraum fürs Leben bleiben. Auch in Zukunft gibt es Wünsche und unvorhersehbare Ereignisse, für die Geld benötigt wird. Dafür stets neue Kredite aufzunehmen ist keine gute Lösung, da dies der Einstieg in eine persönliche Schuldenspirale ist.

Bauen Sie Ihr Lebensglück nicht auf Schulden auf, sondern auf Vermögen.

33. Lieben Sie Kleinvieh?

Früher gehörte Kleinvieh zu jedem Bauernhof. Hühner, Gänse und Kaninchen waren eine nützliche und willkommene Ergänzung zu den großen Tieren und bereicherten nicht zuletzt den Speiseplan. Auch in finanzieller Hinsicht macht Kleinvieh Mist. Regelmäßiges Sparen kleiner Beträge führt automatisch zu großen Geldbeträgen. Hierzu folgende Rechnungen: 50 € pro Monat ergeben nach einem Jahr 600 € und nach zehn Jahren 6.000 €. Werden 50 € pro Monat mit einem Jahreszins von 3% angelegt, ergibt sich nach zehn Jahren bereits ein Geldbetrag von 6.990 €. Bei einem Jahreszins von 5% kommen 7.751 € zusammen, bei 10% sogar 10.080 €. Wenn Sie, sehr geehrte Leserin, sehr geehrter Leser 100 € oder sogar 200 € monatlich sparen, brauchen Sie die jeweiligen Beträge nur mit zwei oder vier zu multiplizieren.

Viele große Vermögen sind aus kleinen Geldbeträgen entstanden. Bedauerlicherweise machen viele kleine Beträge im wahrsten Sinne des Wortes auch Mist. Wer seine Lebensmittel zum Beispiel regelmäßig an einer Tankstelle kauft, bezahlt dafür ein Mehrfaches verglichen mit einem normalen Geschäft. Natürlich sind es immer kleine Beträge und mancher moderne Mensch weiß morgens noch nicht, dass er abends Hunger und Durst hat und stellt das erst beim Tanken fest. Unter dem Strich und auf lange Sicht kostet dieses Unvermögen ein Vermögen.

Vorausschauende Menschen kennen ihr Kleinvieh sehr gut. Sie pflegen es auf der Einnahmenseite und sparen auch kleine Beträge. Sie vermeiden Kleinvieh bei ihren Ausgaben. Wenn Sie in den kommenden Tagen ihr Kleinvieh einmal bewusst beobachten, erkennen Sie sehr schnell, wohin der Hase läuft. Machen Sie sich die Freude und lassen Sie Kleinvieh für Ihr Lebensglück arbeiten.

34. Rauchen Sie gerne?

Eine Zigarette rauchen verbinden viele Menschen dank beharrlicher Werbung oft mit einem Hauch von Freiheit und Abenteuer. Zigarettenrauch kann entspannen, ein Raucher fühlt sich von anderen Rauchern verstanden und vermeintlich schadet Tabakkonsum auch über viele Jahre nur wenig der Gesundheit.

Wenn dann ehemalige Raucher berichten, dass sie durchs Nichtrauchen auch nicht reicher geworden sind, scheint die Welt in Ordnung zu sein. Folgende Überlegungen mit Blick auf die Finanzen eines Rauchers sollten zur Einsicht führen. Ein Raucher mit einem Zigarettenkonsum von 20 Zigaretten pro Tag lässt im Monat rund 150 € in Rauch aufgehen. Das ergibt jährlich 1.800 € und in zehn Jahren 18.000 €. Fängt ein Raucher mit 15 Jahren mit dem Rauchen an und hört mit 60 Jahren beispielsweise motiviert durch den freundschaftlichen Rat seines Arztes auf, sind 81.000 € in Rauch aufgelöst worden. Die Summe von 81.000 € ist leider erst die halbe Wahrheit. Hätte der Raucher das ausgegebene Geld zu einem Zinssatz von 5% angelegt, könnte er zu seinem 60. Geburtstag über ein Vermögen von 295.245 € verfügen. Sicherlich würden viele Raucher mit diesen Erkenntnissen weniger gerne rauchen.

Das Beispiel Rauchen zeigt eindrucksvoll, wie Verhaltensweisen langfristig auf das eigene Vermögen wirken. Im Augenblick scheinen sie bedeutungslos zu sein, langfristig vermögen wir damit für unser Lebensglück aber sehr viel. Wenn Sie, sehr geehrte Leserin, sehr geehrter Leser dennoch gerne rauchen, dann lassen Sie sich von allen Nichtrauchern an dieser Stelle einmal herzlichen Dank sagen. Raucher zahlen eine ganze Menge Steuern und sollten sie eines Tages früher sterben, entlastet dies auch unsere Rentenkassen. Dies ist vielleicht gut für unsere Gesellschaft. Ob es auch für das Lebensglück eines rauchenden Menschen gut ist, entscheidet jeder selbst.

35. Was können Sie für Ihr Lebensglück tun?

Lebensglück ist das Ergebnis von vielen Faktoren. Geld und Vermögen gehören sicher dazu, sollten jedoch nicht überschätzt werden. Die eigene persönliche Gesundheit ist für weniger gesunde Menschen zum Beispiel viel wichtiger. Betrachten wir Lebensglück deshalb einmal aus medizinischer Sicht.

Unser Körper ist ein hochkomplexes Gebilde und besteht aus 100 Billionen Zellen. In jeder Sekunde bilden sich rund 50 Millionen neue Zellen, und wenn alles gut läuft, wird die gleiche Anzahl abgebaut und entsorgt. Was können Sie, sehr geehrte Leserin, sehr geehrter Leser, Gutes für Ihren Körper und damit für ihr Lebensglück tun? Sie können Ihren Körper gesund ernähren. Dies betrifft die Auswahl ihrer Nahrungsmittel ebenso wie die bewusste Wahl Ihrer geistigen Nahrung. Ihr Körper fühlt sich wohl, wenn Ihr Bauchgefühl und Ihre Wertvorstellungen übereinstimmen.

Mit einer positiven Einstellung zum Leben fördern Sie Ihr Lebensglück. Gute Partnerschaften und befriedigende soziale Kontakte geben inneren Halt und verursachen Lebensglück. Eine gute Balance zwischen Anstrengung und Entspannung wird zum Beispiel durch ausreichenden Schlaf sichergestellt. Basis für körperliche Harmonie und Fitness ist Bewegung. Gerade dieser Punkt entscheidet maßgeblich über Lebensglück. Bringen Sie Ihren Kreislauf mindestens drei Mal in der Woche so richtig in Schwung und kommen Sie ins Schwitzen. Wenn Sie jetzt ans Delegieren denken: Hier gibt es nichts zum Delegieren. Sie müssen sich selbst bewegen, erst in Ihrem Kopf und dann mit Ihren eigenen Muskeln. Ihr Körper wird es Ihnen im gleichen Augenblick danken. Sie geben ihm die Chance, in Balance zu kommen und er wird alles für Sie tun, damit Sie sich wohl fühlen. So fördern Sie täglich Ihr Lebensglück.

36. Wie flexibel sind Sie?

Sie werden spontan für morgen Abend zum Dinner eingeladen. Sie möchten mit Ihrem Auto fahren, und es springt nicht an. Die Sonne scheint, und Sie wollten eigentlich Ihren Keller aufräumen. Wie flexibel sind Sie, sehr geehrte Leserin, sehr geehrter Leser, in diesen Fällen?

Auf der einen Seite ist es gut, wichtige Dinge zu planen und sie dann auch wie geplant durchzuführen. Auf der anderen Seite stellt uns das Leben täglich vor neue Herausforderungen. Wenn wir dann flexibel reagieren können, ist das Leben einfacher.

Das gilt auch für Ihre Finanzen. Damit man finanziell flexibel handeln kann, sollte ein bestimmter Geldbetrag jederzeit zur Verfügung stehen. Dies kann zum Beispiel ein Betrag in Höhe von drei Monatseinnahmen sein. Beträgt das Monatseinkommen 1.500 €, ist ein Betrag von 4.500 € auf einem Tagesgeldkonto sinnvoll. Erscheint Ihnen dies als zu gering, dann gehen Sie gedanklich in die Vergangenheit und überlegen Sie, in welchen Situationen Sie einmal einen höheren Geldbetrag benötigt hatten. Sollte Ihre Reserve nicht ausreichen, kann Ihnen ein guter Freund weiter helfen.

Gerade Menschen, die wenig flexibel sind, haben viel höhere Geldbeträge auf Ihren Giro- oder Tagesgeldkonten liegen. Dies liegt auch daran, dass im Laufe der Zeit der Überblick verloren gegangen ist oder sie keine lohnenden Geldanlagealternativen kennen. Ergebnis ist, dass diese Menschen Erträge und damit Geld verschenken. Damit Ihnen das nicht passieren kann, lohnt es sich, flexibel zu sein und sich über lohnende Geldanlagemöglichkeiten zu informieren. Auch so führt Flexibilität zu mehr Lebensglück.

37. Auf was warten Sie?

Warten Sie auf besseres Wetter? Warten Sie bis es Herbst wird? Warten Sie auf den nächsten Sonnenaufgang oder warten Sie auf den nächsten Anruf Ihrer Kinder? Warten Sie auf steigende oder fallende Aktienkurse? Auf was warten Sie, sehr geehrte Leserin, sehr geehrter Leser?

Warten gehört zu unserem Leben und Geduld im richtigen Augenblick ist eine Tugend. Leider warten viele Menschen zu lange auf Ihr Lebensglück. Sie erwarten es in der Zukunft damit erwarten Sie von der Zukunft zu viel. Sie warten erst, dass sie erwachsen sind oder werden. Sie warten, bis sie beruflich erfolgreich sind. Sie warten, bis ihre Kinder erwachsen sind. Sie warten auf ihren Ruhestand. Sie warten auf die Auszahlung Ihrer Lebensversicherung. Sie warten zwischenzeitlich auf ihren nächsten Urlaub und sie warten, das alles von alleine besser wird.

Während sie warten, findet die Gegenwart statt. Gegenwart, das Hier und Jetzt, ist der einzige Zeitpunkt und Ort, an dem Leben stattfindet. Erinnerungen an gute alte Zeiten erwärmen sicher das Herz, eine märchenhaft erträumte Zukunft erscheint verlockend. Glück entfaltet sich stets im Augenblick, im Hier und Jetzt des Lebens.

Wer dies für sein Leben erkennt, findet auch die richtigen Einstellungen zu seinen Finanzen. Geld und Vermögen sind gute Voraussetzungen für Lebensglück. Zusammen mit kompetenten Ratgebern erschließen sich Wege für eigene Möglichkeiten und für realistische Erwartungen. Nutzen Sie Erfahrungen, Erkenntnisse und Weisheiten anderer Menschen für Ihre eigenen Entscheidungen. Warten Sie nicht. Finden Sie Ihre Ziele und Ihren Weg. Beginnen Sie heute damit. So wie die Sonne immer scheint, schlägt Ihr Herz auch heute 100.000 mal und Ihr Lebensglück wartet in jedem Augenblick auf Sie.

38. War Ihre Zukunft früher auch schon besser?

Auch viele junge Menschen malen von Ihrer Vergangenheit Bilder in den schönsten Farben. „Weißt Du noch damals ... " wird begleitet von leuchtenden Augen und lebendigen Gesten. Erinnerungen beschreiben selbst kleinste Details, was es zum Beispiel im Urlaub Gutes zu essen gab und welche glücklichen Zufälle sich ereigneten. Die Erzählungen und Bilder lassen oft nur einen Schluss zu: Früher war alles besser. Einschließlich der Zukunft.

Bei genauerem Hinsehen erweist sich dies nicht als ganze Wahrheit. Zu jeder Zeit hatten Menschen sowohl als Gesellschaft als auch ganz persönlich ihre eigenen Herausforderungen. Dazu gehörten Notsituationen wie zum Beispiel Krisen- und Kriegszeiten, Zeiten ohne Geld und Nahrung ebenso wie Zeiten von Ungewissheit und Zeiten von persönlicher Über- und Unterforderung. Im Vergleich zu früher sind unsere materiellen Voraussetzungen für unser Lebensglück heute eindeutig besser. Uns stehen täglich eine Vielfalt von Lebensmitteln zur Verfügung, die es uns sogar erlauben, ein Drittel davon wegzuwerfen. Wir wissen heute besser, was unserer Gesundheit gut tut. Wir müssen es einfach nur tun.

Geld und materielle Güter gibt es in Hülle und Fülle und wenn wir klug sind, haben wir genug davon. Wir können mehr konsumieren, als uns oft gut tut. Uns stehen erfahrene und kompetente Berater zur Seite. Reichen unsere materiellen Güter, sind wir reich. Heute ist somit der Zeitpunkt, in dem wir unser Glück erleben können.

Die Frage, ob Ihre Zukunft besser wird als früher, entscheiden Sie selbst. Mag Ihre Zukunft früher schon besser gewesen sein, das Beste für Sie kommt mit Sicherheit erst noch.

39. Haben Sie schon ans Stiften gedacht?

Bevor Sie, sehr geehrte Leserin, sehr geehrter Leser, jetzt nur an reiche Menschen denken, lesen Sie bitte weiter. Stiften kann jeder Mensch auch mit kleinen Beträgen. Werden die Beträge noch kleiner, nennen wir Stiften einfach Spenden.

Haben Sie schon einmal etwas für einen guten Zweck gespendet? Etwas zu spenden bringt zwei Vorteile mit sich. Der offensichtliche Vorteil ist, dass eine Organisation oder ein anderer Mensch Mittel erhält, die Gutes ermöglichen. Erdbebenopfer erhalten ein Zelt über den Kopf, hungernde Menschen bekommen etwas zu essen und Flüchtlinge erhalten ein Dach über den Kopf. All das motiviert uns, Geld zu spenden.

Der ebenso große Vorteil von Spenden erschließt sich erst auf den zweiten Blick. Wenn wir von unserem Geld freiwillig etwas abgeben, zeigt dies, dass wir genug Geld für uns haben und dass es für uns reicht. Man ist reich, wenn es reicht. Spenden belohnt somit dem Gefühl von Reichtum. Ist das nicht ein gutes Gefühl, das unser Lebensglück fördert?

Im Laufe des Lebens sammelt sich bei vielen Menschen Reichtum an. Gleichzeit reift die Erkenntnis, dass das eigene Vermögen fürs eigene Leben mehr als ausreicht und oftmals darüber hinaus nachfolgende Generationen gut versorgt sind. Dann ist der richtige Zeitpunkt gekommen, ans Stiften zu denken. Möglichkeiten zum Stiften gibt es heute in Hülle und Fülle. Ein Blick ins Internet genügt und Sie finden zahlreiche Ideen fürs Stiften. Haben Sie schon einmal ans Stiften gedacht?

Stiften erweitert Ihren Horizont und Ihr Lebensglück.

40. Wem leihen Sie Ihr Geld?

Wenn Sie in der Lage sind, Geld verleihen zu können, kann man Ihnen zunächst gratulieren. Sie haben Geld. Wem verleihen Sie nun Ihr Geld?

Am einfachsten ist es, wenn Sie es einer Sparkasse oder Bank leihen. Dort liegt es auf einem Konto oder Sparbuch und bringt keinen oder wenig Ertrag. 5.000 € beispielsweise sind dem Betrag nach auch nach Jahren noch 5.000 €, höchstwahrscheinlich können Sie sich dann jedoch weniger davon kaufen. Sparkassen und Banken Geld leihen war bisher sicher.

Anders kann das bei Unternehmens- und Staatsanleihen sein. Sie leihen zum Beispiel einem Staat Geld, indem Sie die dortigen Staatsanleihen kaufen. Je nach Staat und Risiko erhalten Sie mehr Zinsen. Im ungünstigsten Fall erhalten Sie keine Zinsen und auch Ihr Geld ist verloren.

Möchten Sie einem Unternehmen Geld leihen? Dann können Sie Unternehmensanleihen oder Aktien kaufen oder Sie zeichnen unternehmerische Beteiligungen. Je nach Chance und Risiko bringt Ihr Geld vielleicht mehr Ertrag und wann Sie wieder über Ihr Geld verfügen können, ist abhängig von der Handelbarkeit und der Laufzeit der Geldanlage. Aktien können beispielsweise täglich an Börsen ge- und verkauft werden. Aktienkurse schwanken und Verluste sind nicht ausgeschlossen.

Viele Menschen leihen Ihr Geld auch gerne einer Versicherung. In Form einer Lebensversicherung bekommen Sie es planmäßig erst viele Jahre später zurück. Jede zweite Lebensversicherung wird jedoch vorzeitig gekündigt und bringt damit oft Verluste.

Haben Sie, sehr geehrte Dame, sehr geehrter Herr, schon einmal daran gedacht, einen Teil Ihres Geldes für einen guten Zweck zu verleihen? Dann denken Sie darüber nach.

41. Wem leihen Sie gerne Ihr Geld?

Herzlichen Glückwunsch, Sie haben Geld und können es verleihen. Neben den üblichen Möglichkeiten wie Bank, Sparkasse, Unternehmen und Versicherungen stellt sich die Frage: Wem verleihen Sie, sehr geehrte Leserin, sehr geehrter Leser, Ihr Geld gerne?

Wenn Sie Gutes tun möchten, könnten Sie Ihr Geld auch an Verwandte oder vertrauensvolle Bekannte leihen. Das kann für alle Beteiligten ein Gewinn sein. Sie erhalten mehr Zinsen und der andere zahlt vergleichsweise weniger Zinsen als bei einer Bank. Dabei gibt es zwei Gewinner.

Vielen Menschen ist bei diesen Gedanken nicht ganz wohl. Sie glauben, dass bei Geld Freundschaften aufhören. Warum können Freundschaften nicht mit Geld und Großzügigkeit beginnen? Sie können das beispielsweise tun, indem Sie einer gemeinnützigen Organisation Ihr Geld leihen. Einem Kinderhilfswerk oder einer Schule Geld zu leihen ist unkonventionell und viele Menschen meinen, man könne diesen Organisationen Geld nur spenden. Dabei wäre es für Sie sicherlich beglückender, wenn Sie wüssten, dass Ihr Geld Gutes bewirkt und anstatt einsam und verlassen auf einem Girokonto zu liegen.

Wenn Sie sich gut informieren und klug entscheiden, ist Ihr Geld genauso sicher angelegt und Sie erhalten es wieder, wenn Sie es wollen oder brauchen. Zusätzlich haben Sie die Chance, mit Ihrem Geld unsere Welt ein klein bisschen besser zu machen. Vielleicht kann ein junger Mensch mit Hilfe Ihres Geldes Lesen, Schreiben und Rechnen lernen und seine Berufung finden. Vielleicht wird dieser Mensch später Ihre Lieblingsärztin oder Ihr Lieblingspfleger. Wenn Sie Ihr Geld klug und gerne verleihen, kann es wundervolle Erträge bringen.

42. Zahlen Sie gerne Steuern?

Kaum ein Mensch zahlt gerne Steuern. Gut ist, wenn wir nicht merken, dass wir Steuern bezahlen. Das ist bei indirekten Steuern wie zum Beispiel der Mehrwertsteuer beim Kauf von Lebensmitteln der Fall. Bei direkten Steuern zum Beispiel von unserem Einkommen unternehmen wir viel, damit wir möglichst wenig Steuern bezahlen müssen.

Für eine Gesellschaft ist es gut, wenn sie über ein einfaches, möglich gerechtes und vor allem funktionierendes Steuersystem verfügt. So können Gemeinschaftsaufgaben wie der Bau von Schulen, Krankenhäusern, Straßen und Rathäusern finanziert werden. Das alles fördert das Wohlergehen und Lebensglück seiner Bürger.

Das alleine wäre schon ein Grund, gerne Steuern zu zahlen. Ein zweiter Grund, gerne Steuern zu zahlen, liegt viel näher. Müssen Sie, sehr geehrte Leserin, sehr geehrter Leser Steuern zahlen, wenn Sie kein oder nur ein geringes Einkommen haben? Ist es deshalb nicht viel sinnvoller, ein hohes Einkommen zu erzielen? Dies kann entweder durch fleißige Arbeit geschehen oder dass klug angelegtes Geld Erträge erzielt.

Wenn Sie hohe Steuern zahlen, gibt es zwei Gewinner. Die Gesellschaft und Sie selbst profitieren davon. Sie sind erfolgreich, vermögen etwas und haben eine gute Basis für Wohlstand und für Ihr Lebensglück. Sie können gelassen mit Geld umgehen, weil Sie genug davon haben. Ihr Einkommen reicht für Ihr Auskommen aus, und Sie können Gutes für andere Menschen tun. Zum Beispiel in dem Sie Steuern zahlen.

Informieren Sie sich gut, und lassen Sie sich beraten, wie Sie möglichst wenig Steuern bezahlen. Wenn Sie danach immer noch hohe Steuern bezahlen, machen Sie es einfach gerne.

43. Kennen Sie die Lottozahlen vom nächsten Wochenende?

Glücksspiele faszinieren viele Menschen. Dabei geht es auch um viel Geld. Menschen spielen seit Generationen Lotto und bezahlen Woche für Woche Geld, damit sie bis zur nächsten Ziehung auf einen großen Gewinn hoffen können. Die Wahrscheinlichkeit für einen Gewinn ist leider sehr niedrig. Allerdings werden mit Einnahmen aus Glückspielen viele Gemeinschaftsaufgaben, Sport- und Hilfsorganisationen finanziert. Dies mag ein bisschen über den verlorenen Einsatz hinweg trösten.

Würden Sie, sehr geehrte Leserin, sehr geehrter Leser, Geld investieren, wenn Sie wissen, dass es mit hoher Wahrscheinlichkeit verloren ist? Das Phänomen Glückspiel beschäftigt Wissenschaftler sehr intensiv. Spieltheoretiker versuchen zu erklären, warum sich Menschen so verhalten, wie sie sich verhalten. Sie erforschen, wie Menschen Gewinne und Verluste wahrnehmen. Ein Ergebnis dieser Forschungen ist, dass Menschen Verluste dreimal so intensiv wahrnehmen als Gewinne. Andere Ergebnisse belegen, dass hohe Geldsummen unser Vorstellungsvermögen überfordern. Ein äußerst unwahrscheinlicher Millionengewinn motiviert Menschen, den Verlust vieler kleiner Geldbeträge hinzunehmen.

Insgesamt zeigt das Beispiel Glücksspiel, dass viele unserer finanziellen Entscheidungen irrational sind. Nicht unser Kopf entscheidet, sondern unser Bauchgefühl. Natürlich ist unser Bauchgefühl für unser Lebensglück entscheidend. Es ist deshalb eine Kunst, Entscheidungen sowohl mit klarem Kopf als auch mit gutem Bauchgefühl richtig zu treffen.

Damit dies gelingt, sind Gedanken und Erfahrungen anderer Menschen sehr hilfreich. Kein Mensch interessiert sich für die Lottozahlen vom letzten Wochenende. Und die Lottozahlen vom nächsten Wochenende kennt kein Mensch. Gewinnen können wir, indem wir offen sind für neue Gedanken und Erfahrungen. Jeder Tag schenkt dafür viele Augenblicke und Möglichkeiten.

44. Was ist für Sie bei einer Speisekarte wichtig?

Speisekarten informieren uns zum Beispiel über das Angebot eines Restaurants. In der linken Spalte stehen die Speisen und rechts davon die Preise.

Sicher erinnern Sie sich, sehr geehrte Leserin, sehr geehrter Leser, dass Sie bei einer besonderen Einladung gebeten wurden, die Preisspalte nicht zu beachten. Sie konzentrierten sich auf die Auswahl des Menüs, das Ihren Geschmack am besten traf. Bescheidene Menschen lassen sich oftmals doch von den Preisen beeindrucken, andere nutzen die Gelegenheit und wählen einfach die teuerste Speise. Wäre es nicht ein lohnendes Ziel, beim Blick in eine Speisekarte immer nur das zu wählen, was man am liebsten essen möchte?

Natürlich sind bei vielen unserer täglichen Entscheidungen Preis und Wert zu berücksichtigen, damit das uns zur Verfügung stehende Geld für die Erfüllung unserer Wünsche ausreicht. Ebenso gilt, dass das teuerste Produkt uns nicht automatisch am glücklichsten macht. Unser Lebensglück wächst oft dadurch, dass wir etwas nicht kaufen.

Alles was wir kaufen und was wir besitzen, besitzt auch uns. Haben Sie eine große Yacht im Mittelmeer liegen? Dann sind Sie sicher stolz. Ihre Yacht kostet Sie Zeit und Geld und zumindest Ihre Zeit ist begrenzt. Falls Sie noch viele weitere Hobbys und Interessen haben, werden Sie durch Ihren Besitz von Ihrem Lebensglück eher abgelenkt. Lebensglück erfordert

Achtsamkeit für den Augenblick und Konzentration auf das Wesentliche. Fürs Lebensglück ist Zeithaben eine wesentliche Voraussetzung.

Wählen Sie bei Ihrem nächsten Restaurantbesuch mit Gelassenheit die Speise aus, die Ihnen wirklich am besten schmeckt, und genießen Sie Ihr Lebensglück.

45. Kennen Sie den Unterschied zwischen materiellem und geistigem Reichtum?

Menschen streben nach materiellem und geistigem Reichtum. Materieller Reichtum ist sichtbar in Form von teuren Produkten, die wir uns leisten. Er kann auch weniger sichtbar sein zum Beispiel in Form eines hohen Geldbetrages auf unserem Bankkonto oder vieler Geldscheine unter unserem Kopfkissen.

Geistiger Reichtum zeigt sich in unserer Bildung, in unseren Gedanken und Gefühlen und in unserem Vermögen, unsere Lebensumstände aktiv gestalten zu können. Ein geistig reicher Mensch ist ein schöpferischer Mensch. Sein Geist schöpft aus unendlich vielen Möglichkeiten, die jeder Augenblick des Lebens bereithält.

Geistiger Reichtum ist unerschöpflich. Materieller Reichtum ist begrenzt. Mehr als alles auf dieser Erde kann kein Mensch besitzen. Würde es ihm nicht reichen, und wollte er zusätzlich noch den Mond besitzen, wäre er arm.

Menschen in unserer Gesellschaft lernen, in erster Linie nach materiellem Reichtum zu streben. Sie setzten Lebensglück vielfach ausschließlich mit Reichtum gleich. Natürlich sind materielle Güter Voraussetzung für unser Lebensglück. Für viele Menschen ist das Übermaß an materiellen Gütern eher hinderlich für ihr Lebensglück. Bei allem Streben nach materiellem Reichtum vergessen Sie, ihren geistigen Reichtum zu mehren. Ihr Blick verengt sich auf die Begrenztheit alles Materiellen anstelle die unendliche Fülle ihrer geistigen Möglichkeiten kennen zu lernen.

Erfolgreiche Menschen wissen, dass ihr geistiges Vermögen über ihr materielles Vermögen entscheidet. Selbst wenn Menschen ein Vermögen in die Wiege gelegt wird, werden sie es verlieren, sofern sie geistig arm sind.

Erkennen Sie den Unterschied zwischen materiellem und geistigen Reichtum? Lassen Sie Ihren geistigen Reichtum wachsen und Ihr materieller Reichtum wächst ebenso.

46. Tanken Sie stets für 20 Euro?

Ärgern Sie sich über stark schwankende Benzinpreise? Freuen Sie sich, wenn Sie den Liter Diesel zwei Cent günstiger tanken? Lohnt sich ein Umweg von 10 Kilometern, um pro Liter Treibstoff drei Cent zu sparen? Dann liegt eine einfache Lösung nahe: Tanken Sie stets für 20 Euro!

Sicher ist dieser Ratschlag für Sie, sehr geehrte Leserin, sehr geehrter Leser, wenig befriedigend. Es kommt auch darauf an, wieviel Liter Treibstoff Sie für Ihre 20 € erhalten. Wenn Sie 10% günstiger tanken, erhalten Sie über 11% mehr Treibstoff. Damit fahren Sie statt 100 schon 111 Kilometer weit. Ihr Auto verbraucht anstelle von 10 Litern nur 5 Liter auf 100 Kilometer? Dann kostet Sie der Liter Treibstoff vergleichsweise auch nur die Hälfte. Bezahlen Sie Ihren Treibstoff mit einem monatlichen Einkommen von 800 €, so kostet ein Liter anteilig zu Ihrem Einkommen doppelt so viel als wenn Sie über ein Monatseinkommen von 1.600 € verfügen. Bezahlt Ihr Arbeitgeber die Tankrechnungen, tanken Sie umsonst.

Der Preis eines Produktes für Sie persönlich hängt somit von vielen anderen Faktoren ab. Die Beispiele zeigen, dass unsere persönlichen Voraussetzungen und Situationen maßgebend für unser wirtschaftliches Wohlergehen sind.

Klugen Menschen sind diese Zusammenhänge bekannt. Sie berücksichtigen bei Ihren Entscheidungen die auf den ersten Blick nicht sichtbaren Zusammenhänge. Sie wissen, welchen Preis sie zahlen, wenn sie sich für ein Produkt entscheiden.

Ein Liter Mehrverbrauch bei einem Auto ergibt bei einem Literpreis von 1,50 € über 100.000 Kilometer ein Betrag von 1.500 €. Hierfür kann man 75 Mal für 20 € tanken.

47. Gilt das Pareto Prinzip auch für Ihre Finanzen?

Vilfredo Pareto lebte von 1848 bis 1923 in Italien. Nach seinen Erkenntnissen werden 80% Ergebnis mit 20% Aufwand erreicht. Folglich sind weitere 80% Aufwand erforderlich, um die restlichen 20% des Ergebnisses zu erzielen. Perfektionisten müssen deshalb sehr fleißig sein. Wäre es nicht klug, mit 5 mal 20% Aufwand 400% Ergebnis zu erzielen?

Tatsächlich können wir die 80-zu-20 Regel oder das sogenannte Pareto Prinzip auf viele Lebensbereiche anwenden. Ein Unternehmen erzielt mit 20% seiner Kunden oftmals 80% des Umsatzes. Mit einem Fünftel der uns bekannten Menschen verbringen wir vier Fünftel unserer Zeit. Mit 20% unserer Ausgaben erreichen wir 80% Erfüllung unserer Wünsche. 20% unseres investierten Geldes bringen 80% der uns zufließenden Erträge.

Wenn Sie sich jetzt fragen, mit welchem Anteil Ihrer Entscheidungen Sie welchen Anteil Ihres Lebensglücks verursachen, bestätigt sich mit hoher Wahrscheinlichkeit das Pareto Prinzip. Deshalb ist es wichtig, die für unser Lebensglück richtigen Entscheidungen zu treffen. Das gilt gerade auch für finanzielle Entscheidungen. Weniger kluge Menschen geben 80% des Ihnen zur Verfügung stehenden Geldes für Kleinigkeiten aus, die ihnen letztlich wenig Lebensglück bescheren. Sie kaufen Ihre Lebensmittel zum Beispiel an Tankstellen und zahlen dort bei vergleichbarer Qualität deutlich mehr als in einem Lebensmittelgeschäft. Am Ende wundern sie sich, dass am Monatsende kein Geld übrig ist.

Nutzen wir die Erkenntnisse von Vilfredo Pareto gerade auch für unsere Finanzen und genießen wir 100% Lebensfreude und Lebensglück.

48. Entscheiden Sie wie Eisenhower?

General und US-Präsident Dwight D. Eisenhower lebte von 1890 bis 1969 und hatte in seinem Leben stets außerordentlich viel Wichtiges und viel Dringendes zu tun. Er bewältigte seine Aufgaben, indem er sie in vier Kategorien einteilte: Kategorie 1 bildeten wichtige und dringende Aufgaben. In Kategorie 2 sortierte er wichtige jedoch nicht dringende Aufgaben. Kategorie 3 beinhalteten nicht wichtige aber dringende Aufgaben. Weniger wichtige und weniger dringende Aufgaben landeten in Kategorie 4. Diese Einteilung von Aufgaben wird als Eisenhower-Prinzip bezeichnet und ist auch heute noch erfolgreich.

Kategorie 4 Aufgaben lassen sich am einfachsten erledigen. Da diese Aufgaben weder wichtig noch dringend sind, landen auf einem Stapel oder besser gleich im Papierkorb. Verfügen Sie, sehr geehrte Leserin, sehr geehrter Leser, über einen ausreichend großen Papierkorb? Er ist eines der wichtigsten Organisationsmittel in jedem guten Büro.

Kategorie 3 Aufgaben lassen sich sehr gut delegieren, da sie zwar dringend jedoch weniger wichtig sind. Natürlich will Delegieren gelernt sein und erfordert Vertrauen zu seinen Mitmenschen. Zur Belohnung können wir uns voll und ganz auf wichtige Aufgaben und Entscheidungen konzentrieren.

Für die weniger dringenden aber wichtigen Aufgaben in Kategorie 2 bestimmen wir einen guten Zeitpunkt für ihre Erledigung. Wichtig und dringend zu lösen sind Aufgaben der Kategorie 1. Deshalb sollten wir uns auf die Lösung dieser Aufgaben konzentrieren.

Das Eisenhower-Prinzip ist auch für unser finanzielles Wohlergehen und unser persönliches Lebensglück entscheidend. Erstaunlicherweise sind wichtige Aufgaben selten dringend und dringende Aufgaben sind selten wichtig.

49. Treffen Sie gerne Entscheidungen?

Unser Leben erfordert ständig Entscheidungen von uns. Selbst wenn wir uns nicht entscheiden, ist das eine Entscheidung und alles hat Auswirkungen. Aktive Menschen treffen Entscheidungen, passive Menschen werden von Entscheidungen getroffen. Passive Menschen fühlen sich deshalb oft als Opfer. Sie beklagen sich dann darüber, was ihnen widerfährt.

Wer seine Möglichkeiten kennt, wird gerne Entscheidungen treffen. Bequeme Menschen kennen kaum ihre Möglichkeiten und verpassen deshalb wichtige Entscheidungen. Dies gilt gerade mit Blick auf ihre persönlichen Finanzen.

Haben Sie, sehr geehrte Leserin, sehr geehrter Leser, es im Nachhinein auch besser gewusst? Fehlte Ihnen im richtigen Augenblick der Mut für eine ertragreiche Geldanlage? Scheuten Sie das mit jeder Entscheidung verbunden Risiko? Keine Entscheidung ist auch eine Entscheidung. Liegt Ihr Geld zum Beispiel zinslos auf einem Girokonto, entgehen Ihnen Zinserträge. Diese verlorenen Erträge bedeuten für Ihr Vermögen Verluste. Leider nehmen viele Menschen diese Verluste nicht wahr, da sie nicht in Erscheinung treten.

Finanziell kluge Entscheidungen erfordern gute Informationen. Wir können heute aus vielen Informationsquellen schöpfen und das persönliche Gespräch mit kompetenten und vertrauenswürdigen Beratern schaffen einen Wissensvorsprung für unsere Entscheidungen. Gute Entscheidungen sind die Voraussetzung für finanziellen Wohlstand und für unser persönliches Lebensglück.

Wer es lernt, sich im richtigen Moment gerne zu entscheiden, fördert sein Lebensglück. Durch seine Entscheidungen agiert er. Glückliche Menschen sind entscheidungsfreudig. Sie erkennen jeden Tag ihre Möglichkeiten, entscheiden sich und sie handeln. Sie sehen äußere Bedingungen gelassen und vermögen auch schwierige Aufgaben gut zu lösen. Sie sehen in den ihnen gestellten Aufgaben Chancen für persönliches Wachstum. Diese Menschen entscheiden sich gerne für ihr Lebensglück.

50. Von wem nehmen Sie Rat an?

Tageszeitungen begrüßen allmorgendlich ihre Leser mit Schlagzeilen. Experten geben gerne Ratschläge. Früher schlugen Menschen in Lexikonbüchern nach, wenn Sie Wichtiges wissen wollten.

Ebenso wie früher gibt es heute Ratgeber für alle Lebenslagen. Geistliche Ratgeber klären in Religionsfragen auf und begleiten Menschen auf ihrem spirituellen Weg. Steuerberater klären Steuerfragen soweit es möglich ist. Rechtsanwälte beraten Sie juristisch. Lebensratgeber wollen Ihnen nicht nur in Krisen weiter helfen. Freundliche Mitmenschen zeigen Ihnen den Weg zu Ihrem Ziel, sofern Sie fragen, und ihre Mitmenschen den Weg kennen. Für Antworten auf Ihre finanziellen Fragen stehen Finanzberater bereit.

Von wem, sehr geehrte Leserin, sehr geehrter Leser, nehmen Sie Rat an? Mit Sicherheit haben Sie in Ihrem Leben schon Ratschläge Ihrer Eltern und Verwandten, Ihrer Lehrer und Freunde angenommen. Das Leben hat Ihnen Ratschläge erteilt, die nicht alle angenehm waren.

Wann immer Ihnen jemand einen Rat gibt, beantworten Sie bitte zwei Fragen: 1. Was hat dieser Rat mit meinem Leben zu tun? 2. Was bezweckt der Ratgeber?

Ratschläge können sehr interessant und klug sein. Haben Sie nichts mit meinem Leben zu tun, kann ich sie höchstens an Mitmenschen weiter reichen. Für den Augenblick haben sie für mich keinen Wert. Wenn Sie verstehen, warum Ihnen ein Rat gegeben wird, können sie ihn besser einordnen. Gute Ratschläge haben unmittelbar etwas mit Ihnen und Ihrem Leben zu tun. Ideal ist ein Rat, wenn er Ihr Lebensglück jetzt und in der Zukunft fördert. Ist ein Rat für Sie und den Ratgeber von Nutzen, gewinnen zwei.

Schauen Sie sich die Menschen und deren Lebenssituationen genau an, wenn Sie von ihnen gute Ratschläge erhalten wollen. Damit erhöhen Sie die Wahrscheinlichkeit für Ihr Lebensglück.

51. Planen Sie vom Ziel aus?

Der Weg zu einem Ziel beginnt an dem Ort, an dem man sich jetzt gerade befindet. Nicht nur bei entfernten Zielen ist es ratsam und sinnvoll, für den Weg zum Ziel einen guten Plan zu haben. Welche Entscheidungen sind zu treffen? Wer kann Ihnen wann gute Dienste leisten? Welche Zwischenziele möchten Sie erreichen?

Natürlich sollten Sie Ihre Ziele für Ihre Finanzen, für Ihr Vermögen und für Ihr Lebensglück möglichst genau vor Augen haben. Menschen verdoppeln gerne ihre Anstrengungen, wenn sie unklare Ziele haben oder ihre Ziele aus den Augen verlieren. Ist es verwunderlich, wenn sie ihre Ziele nicht erreichen? Machen Sie, sehr geehrte Leserin, sehr geehrter Leser es besser. Denken, oder noch besser, fühlen Sie sich in Ihre Ziele hinein.

Wie wünsche ich mir meine berufliche Lebenssituation in zwei Jahren? Welche finanziellen Ziele will ich erreichen und warum will ich sie erreichen? Wie sieht meine ideale Partnerschaft und wie sehen glückbringende Beziehungen zu meinen Freunden aus? Wie bilde ich mich weiter? Welche Ratgeber konsultiere ich? Wie informiere, plane und entscheide ich mich so, dass alles mein Lebensglück fördert? Worin besteht mein Lebensglück?

Je mehr und je genauer Sie Ihre Ziele kennen und wahrnehmen, umso leichter fällt es Ihnen, von Ihren Zielen aus zu planen. Sie gehen sowohl von Ihrer derzeitigen Situation auf Ihr Ziel zu und kommen gleichzeitig vom Ziel aus entgegen. Vom Ziel aus zu planen beflügelt Ihre eigene Intuition. Ihnen fallen Möglichkeiten und Wege für eine einfachere und bessere Zielerreichung ein. Träumen Sie von Ihren Zielen und Ihrem optimalen Leben. Malen Sie sich realistische Bilder von Ihrem Weg dorthin. Planen Sie Ihren Weg vom Ziel aus.

52. Ist eine goldene Uhr wichtig für Ihr Lebensglück?

Zeit ist wichtig in unserem Leben. Alle Menschen verfügen über 24 Stunden Zeit an jedem Tag. Begnadete Uhrenmacher entwickelten bereits in früheren Jahrhunderten Zeitmesser, die exakt mitteilen konnten, welche Stunde gerade geschlagen hat. Sie können für solche hochpräzisen Uhren leicht mehrere zehntausend, ja sogar mehrere hunderttausend Euro ausgeben. Kenner dieser Uhrenwelten besitzen meist mehrere dieser Wertgegenstände. Jedoch, ist eine goldene Uhr wichtig für Ihr Lebensglück?

Zunächst einmal wird eine simple funk- oder quarzgesteuerte Uhr die Zeit noch einen Tick genauer anzeigen und dabei nur wenige Euro kosten. Es gibt somit andere Gründe, warum Menschen Kunstgegenstände hoch schätzen. Menschen entwickeln für Perfektion Leidenschaften. Das, was für viele Menschen Leiden schafft, verschafft diesen Menschen Lebensglück. Sie bezahlen fast jeden Preis, damit sie einen einmaligen und exklusiven Gegenstand ihr Eigen nennen können. Sie hegen und pflegen zum Bespiel ein altes Auto und nehmen begeistert an Oldtimerfahrten teil. Sie sammeln Gemälde, Vasen, Briefmarken und Bierdeckeln und werden zu Spezialisten auf ihrem Gebiet. Sie treffen sich mit Gleichgesinnten und empfinden dabei Lebensglück. Wenn sie klug sind, kaufen sie Sammlerstücke, die an Wert gewinnen und somit eine gute Investition darstellen.

Eine goldene Uhr ist für Ihr Lebensglück, sehr geehrte Leserin, sehr geehrter Leser, wahrscheinlich wenig entscheidend. Gleichwohl tragen andere für Sie wichtige Gegenstände mit Sicherheit zu Ihrem Lebensglück bei. Konzentrieren Sie sich auf wenige für Sie schöne Dinge des Lebens, die Ihnen möglichst lange Freude bereiten. Gönnen Sie sich diese Höhepunkte und genießen Sie das Besitzerglück. Alles hat seine Zeit, auch wenn diese Zeit nicht von goldenen Uhren gemessen wird.

53. Wohnen Sie schon oder kaufen und mieten Sie noch?

Ein Dach über dem Kopf sollte jeder Mensch haben. Und eine großzügig bemessene Wohnung eingerichtet nach den eigenen Vorstellungen und Wünschen ist mit Sicherheit eine gute Grundlage für persönliches Lebensglück. Viele Menschen träumen davon. Wenn sie dann in der eigenen Wohnung oder gar im eigenen Haus leben, ist Hegen und Pflegen angesagt. Ist es dafür entscheidend, die eigenen vier Wände zu besitzen oder sie zu mieten?

Diese Frage wird je nach Blickwinkel leidenschaftlich beantwortet. Finanziell gesehen ist der Kauf einer Wohnung oft die größte Investition im Leben eines Menschen. Als Lohn dafür ist keine Miete zu zahlen. Zinsen für das Darlehen oder entgangene Erträge für das investierte Geld bedeuten jedoch auch einen Preis für die eigene Wohnung oder das eigene Haus. Wenn Mieter ihren Vermieter wegen Wohnungsmängel kontaktierten, bezahlt oftmals der Vermieter. Bei Eigentum zahlt der Wohnungsbesitzer und Wohnungsnutzer. Eigentum besitzt man, aber Eigentum besitzt auch den Eigentümer.

Entscheidend für das Dach über dem Kopf ist das Gefühl, gut zu wohnen. Dies ist von der Wohnung, von der Umgebung und von netten Nachbarn abhängig. Was nützt das schönste Anwesen, wenn mit juristischen Mitteln aufwändig um vermeintliche Rechte gekämpft werden muss? Sind Sie, sehr geehrte Leserin, sehr geehrter Leser auch dankbar, wenn alle Häuser rund um Ihre Wohnung gepflegt und in Ordnung sind und damit Wohlstand und Glück ausstrahlen? Ist Ihre Wohnung zweckmäßig eingerichtet und fühlen Sie sich wohl? Danach erst ist die Frage nach Besitzen oder Mieten wichtig.

Diese Entscheidung ist auch mit dem Rat von Experten einfach zu treffen, wenn Sie Ihre Wünsche und Ziele vom glücklichen Wohnen vor Augen haben.

54. Ist Ihr Auto mit 580 PS untermotorisiert?

Die Firma Porsche konstruiert und baut seit Gründung im Jahre 1931 stets die stärksten Autos der Welt. Das Porsche 911 Urmodell von 1963 leistete für die damalige Zeit beneidenswerte 130 PS. Ein Porsche 911 Carrera hatte 1974 einen 210 PS starken Motor. Deshalb besaßen damals viele Kinder reicher Eltern eine Carrera Modellautorennbahn, die das halbe Kinderzimmer beanspruchte. Das aktuelle Porsche 911 Turbo S Modell mobilisiert auf Wunsch bis zu 580 PS.

Sind Sie, sehr geehrte Leserin, sehr geehrter Leser, nach 1980 geboren? Ein VW Käfer hatte 1968 maximal 44 PS, keine

Klimaanlage und keine Airbags. Nach wie vor hat ein Auto vier Räder, (noch) ein Lenkrad und es kann zwischen einem und zum Beispiel sieben Menschen von A nach B transportieren.

Ein Auto wird auch in 20 Jahren noch mit 100 PS oder 73,5 Kilowatt ausreicht dynamisch bewegt werden können. Weshalb wird die Leistung unserer Autos dennoch weiter steigen? Auf der einen Seite ermöglichen technische Fortschritte die höheren PS-Zahlen. Auch wenn ein guter Fahrer den Unterschied zwischen 580 und 660 PS nur im unmittelbaren direkten Vergleich wahrnehmen wird, berauscht das Gefühl des Noch-Stärker-Seins auch dann, wenn das Auto in der Garage parkt.

Menschen lieben es, wenigsten in einem Lebensbereich Spitze zu sein. Deswegen ist der Platz des zweiten Siegers meist undankbar. Ein Auto wird nach wie vor von vielen Menschen als Statussymbol wahrgenommen. Wie ein Auto finanziert wird, spielt dabei keine Rolle. Ob es tatsächlich das Lebensglück des Fahrers mehrt, entscheidet er selbst. Ein Auto kann bereits mit 60 PS ausreichend motorisiert sein. Es kann seinem Fahrer trotzdem Leidenschaft bereiten, ihm Besitzer- und Lebensglück schenken und ihn von A nach B bringen.

55. Gehören zu Ihrem Vermögen Immobilien?

Als Immobilien werden Wohnungen und Häuser zum Wohnen, Gewerbe-, Fabrik- und Unternehmensgebäude bezeichnet. Ihr Standort bestimmt einen großen Teil ihres Wertes. Immobilien bilden mit Abstand die größte Anlageklasse der Welt und zählen zum Sachvermögen. Dem stehen Geldvermögen, Anleihen und andere davon abgeleitete Finanzinstrumente wie zum Beispiel Derivate gegenüber. Aktien beinhalten oft einen großen Anteil an Immobilienwerte.

Fast alle großen Vermögen sind durch Immobilienbesitz entstanden und wohlhabende Menschen besitzen Immobilien. Das kann die eigene Wohnung oder das eigene Haus und das können zusätzlich vermietete Immobilien sein. Sofern ihre Lage stimmt sind Immobilien wertbeständig, auch weil sie wie der Name sagt nicht mobil sind. Geldanlagen können schneller ihren Ort wechseln und sind liquider, also flüssiger.

Gehören zu Ihrem Vermögen Immobilien? Dann gehören Sie wahrscheinlich zu den wohlhabenderen Menschen. Als Immobilienbesitzer ist es von Vorteil, unternehmerisch zu denken. Immobilien erfordern große Investitionen und durch planvolles Handeln lassen sich Werte erhalten und mehren. In Zeiten von niedrigen Zinsen scheinen Immobilien besonders interessant zu sein. Ihre Finanzierung ist vergleichsweise günstig und es mangelt für sicherheitsbewusste Menschen vielfach an Geldanlagealternativen. Eigene Erfahrungen und Kenntnisse sowie eine kompetente Beratung erhöhen die Wahrscheinlichkeit, dass eine Immobilie die gewünschten Erwartungen erfüllt.

Immobilien gehören in jedes diversifizierte Vermögen. Wenn junge Menschen schon früh über eine eigene Immobilie nachdenken, bereiten Sie durch zielgerichtetes Sparen meist den Weg für späteren Wohlstand. Dabei lernen Sie auch in größeren

Gelddimensionen zu denken. Ein Haus für zum Beispiel 300.000 € stellt immerhin den Gegenwert von 150 Monats- bzw. zwölfeinhalb Jahreseinkommen dar, wenn man ein monatliches Nettoeinkommen von 2.000 € hat. In diesem Zeitraum kann und sollte viel Lebensglück stattfinden.

56. Wie schnell vergeht Ihre Zeit?

Menschen nehmen Zeit subjektiv wahr. Eine Uhr ist objektiver. Sie teilt jede Minute in 60 Sekunden, jede Stunde in 60 Minuten, jeden Tag in 24 Stunden und jedes Jahr in 365 oder in Schaltjahren in 364 Tagen einteilt. Eine Stunde hat also 3.600, ein Tag 86.400 ein Jahr 31.536.000 oder im Falle eines Schaltjahres 31.449.600 Sekunden. Jede Sekunde dauert physikalisch betrachtet gleich lang.

In unserem Zeitempfinden verfliegen Stunden, wenn wir begeistert sind, uns wohlfühlen und Angenehmes erleben. Sekunden können unendlich sein, wenn wir Schmerzen erleiden. Wie gut es Ihnen, sehr geehrte Leserin, sehr geehrter Leser geht, erkennen Sie daran, wie schnell Ihre Zeit vergeht. Rennt die Zeit bei Ihnen mit zunehmendem Alter schneller? Erinnern Sie sich, wie lange Sie als Kind auf die nächsten Ferien warten mussten? Hat es endlos gedauert, bis Sie Ihren Führerschein hatten? War der letzte Urlaub wieder viel zu schnell vergangen? Warten Sie auf Ihren Ruhestand? Sind Sie sich Ihrer Zeit bewusst? Planen Sie Ihre Tage, Wochen und Monate? Leben Sie in der Vergangenheit? Erwarten Sie Glück nur in zukünftigen Zeiten? Ist es Ihnen heute langweilig? Könnte jeder Tag für Sie 36 Stunden haben?

Werden Sie sich auch als junger Mensch bewusst, dass ihre Tage gezählt sind. Gerade das macht jeden einzelnen Tag wertvoll. Nutzen Sie jede Stunde eines Tages und machen Sie das für Sie Beste daraus. Neben Stunden mit höchster Konzentration und Verlorenheit in eine für Sie geliebte Tätigkeit gehören Stunden mit Müßiggang, Nichtstun und mit baumelnder Seele.

Ein sekundenlanger Gedanke kann Ihnen höchste Glücksgefühle schenken. Ein Augenblick wird zeitlos, wenn Ihr Herz offen ist für die Gegenwart. Genießen Sie Ihre Zeit und Ihr Lebensglück jede Sekunde Ihres Lebens.

57. Schöpfen Sie Ihr Lebensglück?

Menschen fühlen sich oft als Opfer. Dies zeigt sich in ihren Gedanken, in ihren Gefühlen, ihren Handlungen und in ihren Lebensumständen. Menschen sind Opfer, wenn sie anderen Menschen die Schuld für ihre eigene Situation geben, sich rechtfertigen und es gewohnt sind, zu jammern.

Die Gesellschaft ist schuld, dass es mir schlecht geht. Ich musste so handeln. Das Wetter ist schön, aber zu heiß. Und da wir uns bei gleichgesinnten Menschen wohl fühlen, scheint es normal, dass andere stets schuld sind, dass wir Recht haben und dass alle jammern. Kennen Sie das Erstaunen, wenn Sie einem anderen Menschen sagen, dass Sie glücklich sind? Da kann doch etwas nicht stimmen.

Menschen sind in der Opferrolle, wenn sie sich ihres Wertes nicht bewusst sind und sie sich deshalb überfordert fühlen. Das haben Sie als Kind schon so gelernt. Ein Opfer fühlt sich nicht verantwortlich. Es erduldet passiv, was ihm geschieht. Glückliche Menschen erkennen das Opferspiel und sind Schöpfer. Durch ihr Selbstwertgefühl und ihr Selbstbewusstsein erkennen sie Herausforderungen und Aufgaben des Lebens als Chance für ihre Entwicklung. Sie erkennen, dass Probleme immer Möglichkeiten für gute Lösungen beinhalten. Schöpferische Menschen sind ihren Mitmenschen gegenüber aufgeschlossen und fühlen mit. Sie treffen Entscheidungen und übernehmen Verantwortung für ihr Leben. Sie sind sich Ihrer Stärken und Möglichkeiten bewusst. Sie gestalten ihre Lebenssituationen, und sie sind keine Opfer.

Schöpferische Menschen machen auch Fehler und stehen zu ihren Schwächen. Werden wir nicht gerade auch wegen unserer Schwächen geliebt? Sie lernen aus ihren Fehlern und werden dadurch besser. Sind Sie, sehr geehrte Leserin, sehr geehrter Leser, sich Ihrer Stärken und Möglichkeiten bewusst und schöpfen Sie Ihr Lebensglück?

58. Was treibt Sie an?

Ist Ihr Blutdruck manchmal niedrig? Dann fehlt es Ihnen wahrscheinlich an Antrieb. Gedanken verlangsamen sich und damit Sie körperlich in die Gänge kommen, trinken Sie eine Tasse Kaffee. So wie unserer Körper energiereichen Kraftstoff in Form von gesunder Nahrung braucht, brauchen wir für unseren Geist Antriebskräfte. Was treibt Sie, sehr geehrte Leserin, sehr geehrter Leser an? Werfen wir zunächst einen Blick auf äußere Antreiber. Treibt Ihr Chef Sie zur Arbeit an? Was erwartet Ihr Partner von Ihnen? Welche Wünsche haben Ihre Kinder? Wie können Sie Ihre Vereinskollegen glücklich machen? Treibt Ihr negativer Kontostand Sie an? Zwingt Ihr reparaturbedürftiges altes Auto Sie zum Kauf eines neuen? Die äußeren Antreiber scheinen für unser Denken, Fühlen und Handeln entscheidend zu sein. Entscheidender sind jedoch unsere inneren Antreiber. Sie begleiten uns seit unseren Kindertagen und sind durch unsere Eltern, Geschwister, Religionen, Lehrer und Vorgesetzte mitbestimmt worden und prägen unseren Charakter. Innere Antreiber rufen uns zum Beispiel zu: Sei perfekt, mach schnell, streng dich an, mach es allen Recht und sei stark. Innere Antreiber sind unsere wahren Antreiber. Niemand kann Sie so antreiben wie Sie sich selbst. Deshalb ist es wichtig, die eigenen Antreiber zu kennen und sie zu hinterfragen. Muss ich überhaupt perfekt sein? Liegt nicht gerade in der Ruhe die Kraft? Führt immer der schnellste Weg zu meinen Zielen? Was nützen meine Anstrengungen, wenn ich falsche Ziele habe? Kann ich es allen Recht machen, und warum darf ich nicht schwach sein? Signalisiert äußere Stärke nicht oft über innere Schwachheit?

Unser Lebensglück wächst, wenn wir unseren inneren Antreibern ebenso starke Erlauber zur Seite stellen. Sie machen uns selbstbewusst und stark. Damit sind wir auch für unsere äußeren Antreiber gut gewappnet.

59. Kann eine kostenlose Finanzberatung gut sein?

Eine gute Finanzberatung geht auf Ihre persönliche Situation und Ihre Wünsche ein. Sie zeigt Ihnen Ihre Möglichkeiten und die zu erwartenden Konsequenzen Ihrer Entscheidungen. Sie verlängert aus der Vergangenheit kommende Trends nicht einfach in die Zukunft und berücksichtigt die Unvorhersehbarkeit zukünftiger Entwicklungen.

Diese Voraussetzungen für eine kompetente und für Sie nutzbringende Finanzberatung sind in keinem Fall kostenlos. Sie kosten Ihre Zeit und Zeit Ihres Beraters. Eine detaillierte Bestandsaufnahme erfordert mehrere Stunden, selbst wenn Sie und Ihr Berater sich von Anfang an gut verstehen. Ratschläge Ihres Beraters aus dem Stand heraus sind meist allgemeine Ratschläge und berücksichtigen selten Ihre eigene Situation. Selbst die scheinbar einfache Frage „Wie lege ich heute 10.000 € an?" kann erst gut beantwortet werden, wenn weitere Fragen geklärt und individuell von Ihnen beantwortet sind. Danach erst kennen Sie Ihre Möglichkeiten. Ein perfekter Berater versetzt Sie in die Lage, selbst die für Sie optimale Entscheidung treffen zu können.

Wie können Sie etwas entscheiden, dass Sie nicht verstehen? Viele Menschen glauben dennoch an eine kostenlose Beratung. Dies ist verständlich, da ein Berater oder besser gesagt ein Verkäufer seinen Lohn zum Beispiel in Form einer Verkaufs- oder Vermittlungsprovision erhält. Finanzberater sind gesetzlich verpflichtet, Provisionen und andere Zuwendungen ihren Kunden gegenüber auszuweisen. Honorarberatung kann diese Transparenz weiter erhöhen. Der Kunde bezahlt für das Produkt und auch die Beratung wird zum Bespiel mit einem Stundensatz von 150 € dem Kunden in Rechnung gestellt. Entscheidend für Sie, sehr geehrte Leserin, sehr geehrter Leser ist, ob eine Finanzberatung Ihnen Nutzen bringt, damit Sie heute und morgen mit Ihrem Geld gut leben können.

60. Was haben Ihre Herausforderungen mit Ihrem Lebensglück zu tun?

Das Leben stellt uns täglich vor Herausforderungen. Was ziehe ich heute an? Was ist heute zu erledigen? Welche Erwartungen meiner Mitmenschen sind heute zu erfüllen? Wie soll ich für morgen vorsorgen?

Die meisten Menschen sehen Herausforderungen als Probleme. Probleme sind lästig, wir wollen sie vermeiden, und wir verdrängen sie. In Wirklichkeit sind Herausforderungen auch für Ihr Lebensglück, sehr geehrte Leserin, sehr geehrter Leser überaus wichtig. Wenn wir uns Herausforderungen stellen, können wir sie meistern. Dafür belohnt uns das Leben mit Glücksgefühlen. Welche Anstrengungen, Plagerei, hartes Training muss ein Formel 1 Fahrer hinter sich bringen, um am Ende einmal auf dem Siegerpodest zu stehen? Was sind Menschen bereit zu geben, um einmal in Ihrem Leben die Welt vom Gipfel eines 8.000 Meter hohen Berges zu betrachten? Wieviel Geld geben Menschen aus, um demnächst für ein paar Minuten Schwerelosigkeit im Weltall zu fühlen? Menschen lassen sich begeistern von Herausforderungen, weil sie daran wachsen. Herausforderungen sind notwendig für jede Verbesserung in unserer Welt. Durch Herausforderungen gibt es uns Menschen überhaupt. War für Sie Ihre Schulzeit eine Herausforderung? Wie fühlten Sie sich mit dem ersten selbst verdienten Geld? War es nicht eine Herausforderung, zum ersten Mal im Leben einen anderen Menschen zu küssen?

Wenn Menschen an ihren Herausforderungen wachsen, wächst ihr Lebensglück. Menschen sind unglücklich, wenn sie stets vor ihren Herausforderungen davon laufen. Beobachten Sie das auch bei Ihren Mitmenschen? Finden Sie eine positive Einstellung zu den Herausforderungen Ihres Lebens. Mit einer positiven Einstellung sind Menschen in der Lage, selbst größte Herausforderungen zu meistern und sind dadurch glücklich.

61. Welche Einstellungen haben Sie zu Geld?

Von Anbeginn unseres Lebens prägen sich Meinungen, Einstellungen und Glaubenssätze tief in unserem Gedächtnis ein. Wir lernen unsere Glaubenssätze von unseren Eltern, Lehrern, von Religionen, von Ideologien und von den Ergebnissen unseres Denkens, Fühlens und Handelns. Glaubenssätze steuern uns auch dann, wenn sie nicht oder nicht mehr wahr sind.

Dies gilt besonders für unsere Einstellungen zu Geld. Stimmen Sie, sehr geehrte Leserin, sehr geehrter Leser, folgenden Aussagen zu? Geld macht glücklich. Geld stärkt den Charakter. Geld haben bedeutet Macht haben. Mit Geld kann ich meine Wünsche und Ziele verwirklichen. Geld regiert nicht die Welt. Reiche Menschen sind gute Menschen. Reiche Menschen denken nicht nur an sich. Reiche Menschen sind großzügig.

Wenn Sie sich arm fühlen, sind vermutlich andere Glaubensätze bei Ihnen gespeichert. Die Einstellung zu Geld bestimmt, wieviel ein Mensch davon hat. Menschen, denen Geld unwichtig ist, haben wenig davon, sie haben kein Geld oder Schulden. Wird Geld als Übel betrachtet, wird der Besitz von Geld vermieden.

Arme Menschen verurteilen oftmals reiche Menschen, weil sie meinen, dass das die Ursache für ihre Armut ist. In Wahrheit hält die Natur für uns Menschen alles im Überfluss bereit. Wir verfügen zum Beispiel über so viele Lebensmittel, dass wir ein Drittel davon nicht benötigen. Diesen Überfluss zu erkennen und zu nutzen ist unsere tägliche Aufgabe. Geld gibt es beispielsweise mehr als genug. Es kann in beliebiger Menge durch Druckmaschinen oder per Tastendruck elektronisch vermehrt werden.

Es lohnt sich, die eigenen Einstellungen zu Geld zu prüfen und zu ändern, damit Geld für Ihr Lebensglück wirken kann.

62. Wofür haben Sie heute schon Danke gesagt?

Sind Sie heute dankbar aufgewacht? Begegneten Sie heute schon einem Menschen, der Sie angelächelt hat? War die Schlagzeile Ihrer Tageszeitung angenehm für Sie? Freuen Sie sich über Ihren heutigen Lebenstag?

Wenn Sie diese Fragen mit Nein beantworten, ist Ihr Lebensglück steigerungsfähig. Menschen, denen das Zauberwort Danke fremd ist, sind nicht zu beneiden. Sie beschäftigen sich mit Sicherheit überwiegend mit den Dingen in ihrem Leben, die nicht in Ordnung sind und die wenig Freude bereiten. Sie fühlen sich in der Opferrolle. Sie meinen vom Schicksal benachteiligt zu sein. Kennen Sie, sehr geehrte Leserin, sehr geehrter Leser, einen Menschen, dem es nach Ihrer Meinung wirklich nicht gut geht? Einen Menschen, dessen Tage gezählt sind und dessen täglichen Herausforderungen für Sie unerträglich scheinen? Strahlt ein solcher Mensch dennoch Zufriedenheit und sogar Glück aus, kennen Sie einen dankbaren Mensch.

Warum ist Dankbarkeit für unser Lebensglück so wichtig? Wir sehen jede Situation, jeden Lebensumstand und alles um uns herum mit unseren eigenen Augen. Wir betrachten alles mit unserer eigenen Gedankenwelt. Eine positive Gedankenwelt erkennt Möglichkeiten und Chancen, mit denen selbst schwierige Herausforderungen gemeistert werden.

Wir selbst entscheiden darüber, wofür wir dankbar sein können. Deshalb liegt es in unserer Macht, unsere Lebenssituation so zu gestalten, dass wir Grund haben, dafür dankbar zu sein. Ist es nicht Lebensglück, abends mit Dankbarkeit zur Ruhe zu kommen? Und morgens dankbar aufzuwachen und sich auf einen neuen Lebenstag zu freuen?

Sagen wir einfach mal öfters Danke. Zu uns selbst und zu den Menschen, denen wir heute begegnen.

63. Entscheidet die Höhe Ihres Stundenlohnes Ihr Lebensglück?

Arbeit wird überwiegend proportional zur Arbeitszeit vergütet. Wir empfinden es als gerecht, wenn eine Reinigungskraft für 10 Stunden Anwesenheit zum Beispiel 150 Euro erhält, und 45 Euro, wenn sie in drei Stunden fertig ist. Deshalb ist die Höhe des Stundenlohns wichtig. Wichtig ist natürlich auch, was eine Reinigungskraft während ihrer Anwesenheit leistet. Erstrahlt Ihre Wohnung bereits nach drei Stunden in neuem Glanz, hätte sie mehr als doppelt so viel verdient gegenüber einer Hilfe, die dies selbst in sieben Stunden nicht erreicht. Wäre es nicht gerechter, den Preis eines Produktes nach dessen Nutzen oder den einer Dienstleistung nach dessen Nutzen zu bewerten?

Wir freuen uns über hohe Stundenlöhne. 8,50 € pro Stunde ergeben bei monatlich 160 Stunden Arbeitszeit einen Bruttolohn von 1.360 €. Dieser Monatslohn 40 Jahre lang verdient summiert sich auf 652.800 €. Dieser Betrag reduziert sich durch Steuern und Abgaben. Er soll ein Leben über der Armutsgrenze ermöglichen.

Kennen Sie, sehr geehrte Leserin, sehr geehrter Leser, Menschen mit geringeren Einnahmen, die dennoch zufrieden und glücklich sind? Kennen Sie Menschen, die trotz eines hohen Vermögens unzufrieden und unglücklich sind? Dann entscheidet offensichtlich die Höhe des Stundenlohnes nicht über das Maß an Lebensglück. Wichtiger sind mit Sicherheit der Inhalt, der Nutzen und das Ergebnis einer Arbeit auf das Lebensglück. Leistet ein Mensch Wertvolles für seine Mitmenschen, gewinnen zwei. Er selbst und andere Menschen. Sein Lebensglück wächst durch seine wertvolle und sinnvolle Tätigkeit und andere entlohnen ihn dafür gerne. Dieser Lohn wird höher sein als ein hoher Stundenlohn. Dieser Lohn zeigt, dass Lebenszeit und Lebensglück andere Wertmaßstäbe besitzen als Geld.

64. Wann haben Sie sich zum letzten Mal beschenkt?

Beim Schenken denken viele Menschen erst mal an andere. Kinder wünschen sich ein besonderes Geburtstagsgeschenk. Weihnachten ist das Fest der Geschenke. Für ein nahendes Jubiläum überlegen Sie schon lange, was Sie schenken können.

Wann haben Sie sich zum letzten Mal etwas geschenkt? Natürlich kaufen wir uns spontan Kleinigkeiten, die uns gefallen. Wenn ausreichend Geld vorhanden ist, leisten wir uns auch teure Dinge im Vorübergehen. Zu einen richtigen Geschenk gehört Vorfreude. Habe ich mir nicht schon immer eine besondere Vase gewünscht? Wollte ich nicht schon immer eine Schiffsreise genießen? Wird es nicht Zeit, mit einem Elektrofahrrad die Welt neu zu entdecken? Wäre ein Tapetenwechsel schon lange angebracht?

Am besten ist es, drei besondere Herzenswünsche auf einem Zettel zu notieren und sich jetzt schon auf die Erfüllung dieser Wünsche zu freuen. Dann sind wir motiviert, um zum Beispiel das notwendige Geld für die Realisierung dieser Wünsche zu sparen. Ein kluger Mensch reserviert regelmäßig 10% seines Einkommens für seine Herzenswünsche. Sparen Sie diese Beträge auf einem separaten Wunschkonto und Sie werden staunen, welche Summen sich dort im Laufe der Zeit bilden.

Zu einem richtigen Geschenk gehört die richtige Verpackung. Können Sie sich ein fürstliches Dinner ohne festliche Kleidung vorstellen? Können Sie einen Einkaufsbummel genießen, wenn Sie müde und abgespannt sind? Wenn Ihr neues Auto mit einer roten Schleife umwickelt ist, erinnern Sie sich noch lange mit Freude an den ersten Anblick. Mit ein paar Gedanken schenken Sie sich Vorfreude, bereiten den Weg zur Erfüllung Ihres Wunsches, achten auf die angemessene Verpackung und bereiten sich Lebensglück, indem Sie sich beschenken.

65. Wie sieht Ihr perfekter Tag aus?

Jedes Lebensjahr schenkt uns 365 Tage. Wie viele Tage davon sind für Sie perfekt? Wie sieht Ihr perfekter Tag überhaupt aus? Die meisten unsere Tage verlaufen routinemäßig. Aufstehen, was zieh ich heute an, welche Termine stehen an, komme ich heute ohne Stau pünktlich zu meiner Arbeitsstelle, was ist heute wo zu besorgen und so weiter.

Der Ablauf unserer Tage wiederholt sich und Freude kommt bei vielen Menschen erst ins Spiel, wenn Sie an ferne Urlaubstage denken. Dabei können wir jeden Tag zu einem perfekten Tag machen. Achtsamkeit für den Augenblick ist dafür wichtig. Wenn die Einmaligkeit eines jeden Augenblickes bewusst wird, sehen wir die Welt mit neuen Augen. Betrachten Sie die nächsten Regentropfen einmal von ganz nah. Schauen Sie dem ersten Menschen, dem Sie morgens begegnen, mit einem besonderen Lächeln etwas tiefer in die Augen. Ein Spiegel ist hierfür sehr hilfreich. Nehmen Sie sich Zeit für alles, was Sie anfangen. Bleiben Sie gelassen, wichtige Dinge laufen nicht davon. Begrüßen Sie Unvorhergesehenes als willkommene Überraschung, und machen Sie das Beste daraus. Verlieren Sie die für Sie angenehmen Höhepunkte Ihres heutigen Tages nicht aus dem Blickfeld. Seien Sie mit dem Herzen dabei und machen Sie anderen Menschen gerade mit kleinen Gesten eine Freude.

Richten Sie Ihre Gedanken auf alles Schöne und Beglückende, dass der heutige Tag für Sie bereithält. Teilen Sie sich die Stunden Ihres Tages gut ein. Dazu gehören Ruhezeiten genauso wie Zeiten besonderer Aktivität. Bewegen Sie sich in der Natur, gönnen Sie sich gesunde und natürliche Lebensmittel. Jeder perfekte Tag ist großes Stück Lebensglück.

66. Kennen Sie die Gemeinsamkeiten von Glücksspiel und Versicherung?

Die Grundprinzipien von Glückspiel und Versicherungen sind gleich. Beide sammeln bei vielen Menschen viele kleine Geldbeträge ein und zahlen ab und zu an glückliche oder unglückliche Menschen große Geldbeträge aus.

Beim Glückspiel werden die Empfänger zum Beispiel durch Lottokugeln ermitteln. Bei Versicherungen wird ein Empfänger zum Beispiel durch ein Schadensereignis bestimmt. Erhält ein versicherter Mensch eine Entschädigung, hat er etwas Glück im Unglück.

Sowohl beim Glückspiel als auch bei Versicherungen gibt es einen zweiten Gewinner. Das sind der Glückspielveranstalter und das Versicherungsunternehmen. Das ergibt sich daraus, dass die Summe der ausgezahlten großen Geldbeträge kleiner ist als die Summe der vielen kleinen eingesammelten Geldbeträge. Woher sonst sollten Versicherungen Ihre aufwändigen Verwaltungsgebäude finanzieren und ihre gutbezahlten Mitarbeiter vergüten? Auch Glückspielveranstalter haben gutbezahlte Mitarbeiter. Öffentliche Glückspielveranstalter vergeben dankenswerterweise einen großen Teil ihrer Einnahmen an gemeinnützige Organisationen und tun damit Gutes für andere Menschen.

Was können wir von Glückspielveranstaltern und Versicherungen lernen? Als erstes, dass viele kleine Beträge am Ende große Beträge ergeben.. Kluge Menschen nutzen das und sparen regelmäßig auch kleine Beträge. Sie sparen sich unnötige Versicherungen, indem Sie überschaubare Risiken Ihres Lebens durch ihre Ersparnisse abdecken. Und sie veranstalten ihr eigenes finanzielles Glückspiel. Damit gewinnen Sie am Ende mit Sicherheit. Sie wissen, dass die beste Versicherung sie nicht vor den Herausforderungen ihres Lebens bewahren kann. Sie stellen sich den Herausforderungen ihres Lebens und wachsen daran. Sie übernehmen für sich selbst Verantwortung und sind unabhängig von Lottokugeln. Sie sind sich ihrer Möglichkeiten bewusst, vertrauen auf ihre Erfahrungen und vermögen etwas. Damit gewinnen Sie im Spiel des Lebens mit Sicherheit.

67. Lassen Ihre Geldanlagen Sie ruhig schlafen?

Gute Geldanlagen sind wie ein gutes Ruhepolster: Sie ermöglichen einen erholsamen und gesunden Schlaf. Wenn Ihre Geldanlagen Sie, sehr geehrte Leserin, sehr geehrter Leser, gut schlafen lassen, kann das natürlich an ihren klug gewählten Geldanlagen liegen. Es kann jedoch auch daran liegen, dass Sie sich der Risiken Ihrer Geldanlagen nicht bewusst sind oder sie am liebsten einfach vergessen.

Jede Geldanlage bietet Chancen zum Beispiel in Form von Erträgen und Risiken zum Beispiel durch Verluste. Die Formel, dass kleine Erträge mit kleinen Risiken verbunden sind, ist differenziert zu sehen. Kleine oder gar keine Erträge sind auch ein Risiko, und sie lassen durch Geldentwertung langsam aber sicher den Wert des angelegten Geldes sinken. Darüber hinaus stellen niedrige Erträge einer Geldanlage durch die möglichen aber nicht erzielten höheren Erträgen zusätzliche Verluste dar. Diese Verluste sind auf den ersten Blick unsichtbar und deshalb erkennen die meisten Menschen sie nicht.

Damit Geldanlagen einen ruhigen Schlaf bewirken, ist es notwendig, öfters mal aufzuwachen. Betrachten Sie Ihre Geldanlagen mindestens zweimal im Jahr mit wachen Augen. Nutzen Sie das Vier-Augen-Prinzip und sprechen Sie mit einem kompetenten und in Gelddingen erfahrenen Menschen über Ihre Finanzen. Diesem Menschen sollten Sie vertrauen und Sie sollten sich bewusst sein, warum Sie ihm vertrauen können.

Viele Berater sind bedauerlicherweise ausschließlich gute Verkäufer. Natürlich erfordert auch ein guter Berater seinen Preis, damit er die mit einer Beratung verbundenen Kosten decken kann und auch übermorgen noch gut beraten kann. Sie erkennen einen guten Berater daran, dass er Zeit für Sie hat, Ihre Lebenssituation erkennt und Ihre Wünsche versteht. Am

Ende eines guten Gespräches haben Sie Ihren Berater und seine Empfehlungen auch verstanden. Dann können Sie Entscheidungen treffen, die Sie mit Sicherheit gut schlafen lassen.

68. Stecken Sie Ihren finanziellen Kopf gerne in Sand?

Strauße stecken ihren Kopf gerne in den Wüstensand, wenn Gefahr droht. Diese vermutlich falsche Beobachtung gilt dennoch als Vergleich für Menschen, die Gefahren nicht sehen wollen. Wenn finanzielle Gefahren unerkannt bleiben, beeinträchtigen sie früher oder später das Lebensglück des oder der betroffenen Menschen.

Gleiches gilt für unerkannte Chancen und Möglichkeiten. Ein im Sand steckender Kopf hat keinen Überblick über die augenblickliche Lage. Was vielleicht in der Vergangenheit scheinbar funktionierte, zeigt seine negativen Auswirkungen heute oder spätestens in der Zukunft. Augenverschließen ist eine weit verbreitete Angewohnheit zur Bewältigung von Herausforderungen. Diese Verhaltensweise führt in finanziellen Dingen dazu, dass Menschen arm sind. Sie kommen in guten Zeiten mit ihrem Geld vielleicht gerade so aus. In schlechten Zeiten haben sie Schulden und verfügen sie über kein Geld.

Nutzen Sie, sehr geehrte Leserin, sehr geehrter Leser, Ihren Kopf lieber für das, wozu er da ist. Behalten Sie gerade in finanziellen Dingen den Überblick. Erkennen Sie Ihre Chancen und Möglichkeiten. Bedenken Sie genau die Auswirkungen Ihrer heutigen Entscheidungen auf Ihr morgiges Wohlergehen. Nutzen Sie Erfahrungen und wohlmeinende Ratschläge anderer Menschen. Sie können die Ergebnisse von finanziellen Entscheidungen bei anderen Menschen sehen und studieren. Lassen Sie zu Ihrem kopfgesteuerten Denken Ihr bauchgesteuertes

Fühlen zu Wort kommen. Beides zusammen sorgt zuverlässig für Ihr Lebensglück. Wohlhabende und glückliche Menschen stecken Ihren Kopf nicht in den Sand. Sie erkennen mit klarem Kopf Herausforderungen und wissen, dass sie daran wachsen werden. Das gilt gerade auch für ihre finanziellen Situationen. Sie stehen mit beiden Beinen fest auf dem Boden. Sie vermögen es, aus jeder Lebenssituation das Beste zu machen.

69. Fliegen Sie gerne für 19,99 Euro?

Ein modernes und sicheres Flugzeug kostet viele Millionen Euro in der Anschaffung und laufend hohe Wartungs- und Betriebskosten. Selbst sparsame Flugzeuge benötigen zum Fliegen mindestens 3 Liter Kerosin pro Passagier auf 100 Kilometer Flugstrecke. Mindestens ein Pilot sollte nach wie vor das Flugzeug fliegen. Selbst wenn das eigene Butterbrot am besten schmeckt, auf ein Getränk während des Fluges wegen der kostenpflichtigen Toilette verzichtet wird und Sie gerne nachts ein paar Stunden früher auf den Beinen sind, bedarf es für das Geschenk eines Fluges für 19,99 Euro eines außergewöhnlich großen Dankes.

Betriebswirtschaftlich gesehen bedarf es keiner tiefgehenden Analyse um zu verstehen, dass eine Flugreise für 19,99 Euro problematisch ist. Ob mit oder ohne Mindestlohn, will eine Fluggesellschaft beweisen, dass ihre Flugzeuge überhaupt fliegen können? Menschen, die sich über einen billigen Flug freuen, ermöglichen Entwicklungen, die bedenkenswert sind. Sie fördern Entlohnungen, von denen kein Mensch leben kann. Sie fördern Stress bei allen Menschen, die für eine solche Fluggesellschaft arbeiten. Sie fördern niedrige Löhne auch bei Fluggesellschaften, die im Wettbewerb mit Billigfluglinien stehen. Sie ignorieren die trotz aller technischen Fortschritte hohen ökologischen Kosten des Fliegens. Für billige Flugtickets bezahlen wir alle einen hohen Preis. Billige Flugpreise beweisen, dass kurzfristige Rechnungen aufgehen können.

Langfristig gehen Rechnungen immer auf. Schauen wir deshalb gerade bei vermeintlichen Schnäppchen, was hinter einem Tiefstpreis steckt und was mit dem Kauf eines Billigproduktes verursacht wird. Tragen wir Verantwortung für unsere Kaufentscheidungen und wählen wir preiswerte Produkte und Dienstleistungen. Freuen Sie sich, sehr geehrte Leserin, sehr geehrter Leser, wenn Ihr nächster Flug seinen Preis wert ist, freundliche Servicekräfte Sie gerne verwöhnen und Sie Ihr Ziel gutgelaunt erreichen.

70. Sind Sie ein großzügiger Mensch?

Bescheidenheit gilt in unserer Gesellschaft als Tugend. Wir lernen in unserer Kindheit, bescheiden zu sein. Als Erwachsene meinen wir deshalb, dass uns besondere Dinge einfach nicht zustehen. Selbstverständlich überlassen wir anderen den Vortritt und beschweren uns dann darüber, dass andere unbescheiden sind.

Wenn ein Mensch beim Nehmen bescheiden ist, ist er es oft auch beim Geben. Geht es zum Beispiel um die Erledigung einer besonderen Aufgabe, wird die eigene Bequemlichkeit gerne mit Bescheidenheit getarnt. Trauen wir uns die Aufgabe nicht zu? Erntet dann ein Kollege die Lorbeeren, gönnen wir sie ihm nicht.

Das Gegenteil von Bescheidenheit ist Großzügigkeit. Ein Mensch kann für andere Menschen nur dann großzügig sein, wenn er zu sich selbst großzügig ist. Großzügigkeit bedeutet nicht, anderen etwas wegzunehmen. Es bedeutet, von Herzen gerne anderen Gutes zu tun. Hierfür bedarf es keines Opfers. Genauso selbstverständlich wie ein Mensch anderen Menschen Gutes tut, kann er von anderen Menschen Gutes annehmen.

Ein großzügiger Mensch ist ein dankbarer Mensch. Letztlich kann er nur das weiter geben, was er selbst empfangen hat. Sie, sehr geehrte Leserin, sehr geehrter Mensch, erkennen weniger großzügige Menschen daran, dass sie anderen wenig gönnen und ihnen gegenüber oftmals Neid empfinden. Sie meinen, dass der Wohlhabendere wohl ein besserer Mensch sei. Sie unterstellen damit automatisch, dass sie ein schlechterer Mensch sind. Es mangelt ihnen an Selbstbewusstsein. Glücklich sein hat entscheidend mit Selbstbewusstsein zu tun. Seien Sie großzügig zu sich selbst und zu anderen. So gewinnen wir alle Lebensglück.

71. Stehen Sie gerne früh auf?

Das Bundesland Sachsen-Anhalt begrüßt seine Besucher mit dem Werbeslogan „Land der Frühaufsteher". „Morgenstunde hat Gold im Munde" weiß eine Volksweisheit. Tatsächlich sind viele Menschen nach einem erholsamen Schlaf morgens leistungsfähiger, und sie genießen ihre Stunden mit mehr Vitalität und Aktivität.

Wir fühlen uns frisch und sofern wir nicht von einem schrillen Wecker zum Frühaufsteher gemacht wurden, sind wir ausgeschlafen. Voraussetzung für Ausgeschlafen sein ist, dass wir am Vorabend rechtzeitig schlafen gegangen sind. Leider halten Medienangebote mit zweifelhaften Inhalten uns oft vom frühen Schlafen gehen ab. Das wirkt sich doppelt negativ aus. Auf der einen Seite fehlt uns Schlaf und auf der anderen Seite muss unser Unterbewusstsein während des Schlafes die zumeist negativen Medienangebote verarbeiten. Die Folge ist, dass wir uns am Tag weniger wohl fühlen.

Früh aufstehen bedeutet im übertragenen Sinne auch, Wichtiges zum richtigen Zeitpunkt zu tun. Im finanziellen Sinne bedeutet es, Chancen rechtzeitig zu erkennen und sie wahr zu nehmen. Kennen Sie, sehr geehrte Leserin, sehr geehrter Leser, Menschen, die hinterher alles besser wissen, zum richtigen Zeitpunkt aber nichts unternehmen? Ist es ein Wunder, dass diese Langschläfer sich gerne als Opfer sehen, stets andere für ihr Unglück verantwortlich machen und besonders gut im Jammern sind?

Gönnen wir jedem seinen Schlaf und hoffen wir, dass wir rechtzeitig wach sind. Für unsere täglichen Herausforderungen sollten wir ebenso wach sein wie für unser tägliches Glück. Tauschen Sie sich mit wachen Menschen aus, erkennen Sie Ihre Möglichkeiten und handeln Sie, damit es Ihnen gut geht. Jeder Schlaf schenkt uns viele gute Ideen, die wir am Tage verwirklichen können.

72. Erreichen Sie Ihre Ziele mit großen Schritten?

Träume, Visionen, Wünsche, Pläne und Ziele haben viele Menschen. Doch wie erreichen wir unsere Ziele? Wenn Sie, sehr geehrte Leserin, sehr geehrter Leser, Ihre Ziele mit großen Schritten erreichen, dann sind Ihre Ziele mit hoher Wahrscheinlichkeit klein. Auch kleine Ziele erreicht man am besten mit kleinen Schritten. Denken Sie zurück an den höchsten Berg, den Sie in Ihrem Leben erklommen haben. Ihr Weg zum Gipfel führte Sie Schritt für Schritt. Konzentration, Geduld, Ausdauer, Zuversicht und Mut waren notwendig, damit Sie vorankamen. Hindernisse stellten sich in Ihren Weg, er wurde schmaler und steiler und vielleicht dachten Sie auf halbem Wege ans Umkehren. Ihre Kondition half Ihnen und vermutlich sind Sie über sich herausgewachsen. Nach unendlich vielen kleinen Schritten erreichten Sie das Gipfelkreuz und wurden für Ihre Zielstrebigkeit und Anstrengungen mit einem einmaligen Ausblick und mit Glücksgefühlen belohnt.

Auch große Ziele können wir erreichen, wenn wir sie uns in unseren Gedanken vorstellen können. Das ist leider ein Geheimnis für viele Menschen. Dies gilt für unsere Lebensziele ebenso wie für unsere finanziellen Ziele. Viele kleine Sparleistungen ergeben am Ende ein Vermögen. Schade ist, dass viele Menschen sich das nicht vorstellen können und deshalb erst gar nicht mit Sparen anfangen. Bleiben Sie nicht hinter Ihren Möglichkeiten zurück. Haben Sie Mut für große Ziele. Bleiben Sie realistisch auf Ihrem Weg zu Ihrem Ziel. Genießen Sie jeden Schritt auf Ihrem Weg und behalten Sie Ihr Ziel im Auge. Gönnen Sie sich Umwege, auch sie führen zum Ziel. Achten Sie auf Leichtigkeit. Große Ziele lassen sich mit kleinen Schritten leicht erreichen.

73. Ist Ihre Steuererklärung eine große Herausforderung?

Steuererklärungen sind nicht nur in Deutschland eine große Herausforderung. Viel zu schnell vergeht ein Jahr und die nächste Steuererklärung ist fällig. Steuererklärungen lassen sich wunderbar auf die lange Bank schieben. Spätestens, wenn das Finanzamt mahnt, müssen sie erledigt werden. Das geht leichter, wenn Steuererklärungen zeitnah und ohne Zeitdruck erstellt werden. Auch eine einfache Steuererklärung kann schon ziemlich kompliziert sein. Wer zum ersten Mal eine Steuererklärung fehlerfrei selbst erstellen will, lernt sehr viel. Schlaue Steuerratgeber sind nützlich und man kann die Zusammenhänge zwischen Einkommen, Kosten, Freibeträgen, Sonderausgaben und

Förderungen kennen lernen. Unbeantwortet bleibt die Frage, ob Steuergerechtigkeit mit der Kompliziertheit unserer Steuergesetze wächst.

Ist die Steuererklärung dann auf den amtlichen Vordrucken oder auf vielen Seiten Papier oder mit einem Computerprogramm erstellt, sind viele Stunden oder auch Tage vergangen. Zum Trost ist die nächste Steuererklärung einfacher, sofern man sie vom Vorjahr kopieren kann. Dann reicht ein Blick auf die jährlichen gesetzlichen Änderungen und die Herausforderung beginnt von neuem.

Lassen Sie Ihre Steuererklärung von anderen erledigen, sparen Sie eigene Energien, bezahlen dafür aber Geld. In jedem Fall sollten Sie sich mit Ihrer Steuererklärung beschäftigen, damit Sie Ihr steuerliches und finanzielles Verständnis schulen. Nicht nur für ältere Menschen ist es ein hervorragendes Training für den Erhalt der eigenen geistigen Fähigkeiten.

Sollten Sie keine Steuererklärung abzugeben haben, sparen Sie zwar viel Zeit und Mühe. Mit Sicherheit haben Sie dann jedoch auch ein geringes Einkommen.

Nehmen Sie das nächste Mal Ihre persönliche Steuererklärung als große Herausforderung mit Neugier und Zuversicht rechtzeitig an. Es lohnt sich. Wenn dann noch die Chance auf eine Steuerrückzahlung besteht, freuen Sie sich.

74. Teilen Sie Ihr Geld ein?

Viele Menschen erhalten Ihre Einnahmen monatlich zum Beispiel als Gehalt, Lohn, Rente, Pension, Bafög, Sozialhilfe, Kapitalerträge oder Mieteinnahmen. Bis zum nächsten Monat sollte dieses Geld reichen. Sie, sehr geehrte Leserin, sehr geehrter Leser, können sich nur reich fühlen, wenn dieses Geld reicht.

Dafür gibt es im Grunde zwei Möglichkeiten. Sie teilen das Geld ein, oder das Geld teilt Sie ein. Die meisten Menschen wählen den zweiten Weg, weil er zunächst einfacher und bequemer erscheint. Sie bezahlen das, was ansteht und kaufen sich, was sie meinen zu benötigen. Darüber hinaus gönnen sie sich Dinge, die das Leben angenehmer machen sollen. Sofern diese Menschen über ein begrenztes Einkommen verfügen, ist am Ende des Geldes noch viel Monat übrig. Dann kostet es viel Lebensenergie, die Tage bis zum Monatsende ohne Geld über die Runden zu kommen.

Ein kluger Mensch teilt sein Geld vor dem Ausgeben ein. Zu allererst spart er 10 Prozent seiner Einnahmen und investiert das Geld so, dass es erhalten bleibt und zukünftig regelmäßige Erträge bringt. Dadurch wird er in seinem Leben immer über Geld verfügen. Jeweils weitere 10 Prozent reserviert er für seine Bildung, für langfristige Anschaffungen, und für besondere Ausgaben, die ihm persönlich große Freude bereiten.

Ein kluger Mensch wird auf Dauer mit der Hälfte seines Einkommens für sein tägliches Leben auskommen. Schließlich wird er in der Lage sein, mit den restlichen 10 Prozent für andere Menschen Gutes zu tun. Diese ideale Geldeinteilung sollte auf verschiedenen Konten und verschiedenen Portemonnaies erfolgen. Damit wird das Auskommen mit dem Einkommen sichergestellt. Menschen, die dies realisieren, sparen sich die vielen Argumente, warum diese ideale Geldeinteilung nicht funktioniert.

75. Blicken Sie bei Ihren Finanzen durch?

Ein kluger Verstand versucht nicht, alles auf dieser Welt zu verstehen. Alles zu verstehen erfordert Vollkommenheit, und auch der vollkommenste Mensch auf dieser Erde ist unvollkommen. Deshalb gelingt es jedem von uns mehr oder weniger, Teilbereiche und damit nur Teile der Wirklichkeit und Teile der Wahrheit zu durchschauen und zu verstehen. Wenn jedoch auch diesen Teilerkenntnissen kluge Schlussfolgerungen gewonnen werden und diese in die Tat umgesetzt werden, sind wir auf dem Weg zur Vollkommenheit.

In welchem Maße uns das gelingt, sehen wir an den Umständen, in denen wir leben. Leben wir zum Beispiel im Mangel oder in der Fülle? Leben wir voller Ängste oder mit Zuversicht, Mut und Tatendrang? Sind wir Opfer unserer Umstände oder gestalten wir unser Leben?

Letztlich beruht alles auf dem Gesetz von Ursache und Wirkung. So hat es viele Ursachen, warum ein Mensch arm und ein anderer reich ist. Die Ursachen hierfür sind vielfältig und sie sind nur wenigen Menschen bewusst. Eine wichtige Ursache für Wohlstand ist, bei den eigenen persönlichen Finanzen durchzublicken. Wann haben Sie, sehr geehrte Leserin, sehr geehrter Leser, zum letzten Mal Ihre Einnahmen und Ausgaben auf einem Stück Papier aufgelistet? Wissen Sie durch eine Vermögensübersicht, wie reich Sie sind? Können Sie sagen, wofür Sie Ihr Geld ausgeben, und wieviel Lebensglück sie damit verursachen? Arbeiten Ihre Ersparnisse für andere oder für Sie? Vermögen Sie etwas?

Ein guter Schritt für den eigenen finanziellen Durchblick ist der Austausch mit Menschen, denen Sie vertrauen. Wie gelingt es anderen Menschen, Wohlstand zu erlangen und dauerhaft zu behalten? Welche klugen Entscheidungen führen langfristig zur finanziellen Gelassenheit? Das Erkennen der eigenen Situation und der eigenen Fähigkeiten und Möglichkeiten sind Voraussetzungen für gute Entscheidungen und damit für Lebensglück.

76. Kennen Sie die wahre Bedeutung von „ab" und „bis zu"?

Werbung kommt ohne die Wörter „ab" und „bis zu" nicht aus. Auch wenn diese Wörter meistens sehr klein geschrieben sind, haben sie eine große Bedeutung. Übernimmt eine Zahnzusatzversicherung bis zu 100% der Kosten, können es im konkreten Fall auch nur 10% sein. Eine Autoleasingrate ab 99 Euro im Monat kann sich für das passende Wunschmodell schnell auf 198 € verdoppeln. Menschen können bis zu 120 Jahre alt werden. Das wünscht sich keine Lebensversicherung, die bis dahin zahlen müsste.

Relativierungen und Übertreibungen erschweren uns den Blick auf die Wirklichkeit. Unsere Gedanken und Gefühle und damit unsere Entscheidungen lassen sich gerade im finanziellen Bereich wunderbar manipulieren. Viele Menschen erhalten deshalb am Ende etwas, was sie weder brauchen noch für ihr Glück förderlich ist. Sie konsumieren Dinge, die nach kurzer Zeit zur Belastung werden. Fragen Sie sich, sehr geehrte Leserin, sehr geehrter Leserin, deshalb stets: „Was hat das alles mit mir persönlich zu tun?". Was haben die Schlagzeilen der heutigen Tageszeitungen mit Ihnen persönlich zu tun? Vermutlich genauso viel wie die Schlagzeilen der vorangegangenen vier Wochen. Sind Sie glücklich, wenn Sie über Schicksalsschläge prominenter Zeitgenossen informiert werden? Selbst wenn dies nur ab und zu geschieht, wächst dadurch persönliches Glück?

Nutzen Sie, sehr geehrte Leserin, sehr geehrter Leser, Ihre Gedanken und Lebensenergie für Wichtiges und konzentrieren Sie sich auf Ihr Leben. Damit füllen Sie Ihre Tage mehr als genug. Tun Sie Gutes für sich, dann können Sie auch Gutes für andere tun. Wir alle gewinnen dadurch Lebensglück.

77. Wollen Sie reich sein?

Besonders arme Menschen träumen von Reichtum. Sie verbinden damit Wohlstand, Fülle und Lebensglück. Aber viele Menschen können bedauerlicherweise für sich selbst Reichtum nicht vorstellen. Sie beschränken sich darauf, andere Menschen für ihren Reichtum zu beneiden oder zu bewundern. Das sind die Gründe, warum sie arm sind oder es nur zu einem bescheidenen Reichtum bringen.

Ein Mensch mit genauen Vorstellungen ist auf dem Weg zu seinem Ziel. Je klarer er sein Ziel vor Augen sieht, umso mehr richten sich seine Gedanken und Entscheidungen auf dieses Ziel. Er überlegt, welche einzelnen Schritte zum Beispiel bei finanziellen Entscheidungen welche Wirkungen erzielen. Er nutzt Informationen und Erfahrungen von anderen Menschen und bringt sie in Beziehung zu seinem eigenen Leben. Er erkennt seine Möglichkeiten und ist bereit, Umwege in Kauf zu nehmen. Er macht bei seinen Entscheidungen Fehler und lernt daraus. Er ist offen für Ideen und kennt den Zusammenhang zwischen Sicherheit und Risiko. Er ist mutig und riskiert auch Schritte auf unbefestigten und neuen Wegen. Er nimmt die Herausforderungen seines Lebens dankbar an und meistert sie. Diese Eigenschaften schaffen Reichtum. Reichtum an Gedanken, an Gefühlen, an Entscheidungsmöglichkeiten und an erfüllten Beziehungen zu sich selbst und anderen Menschen.

Materieller Reichtum ist ein kleiner Aspekt von Reichtum. Wenn Sie, sehr geehrte Leserin, sehr geehrter Leser, wirklich reich sein wollen, begrenzen Sie sich nicht auf den materiellen Reichtum. Stellen Sie sich vor, auf allen Gebieten Ihres Lebens reich zu sein. Fangen Sie an, zu sich selbst großzügig zu sein. Erkennen Sie den Reichtum und das Glück eines jeden Tages als Geschenk Ihres Lebens.

78. Arbeiten Sie mit Vergnügen?

Arbeit bestimmt einen großen Teil unseres Lebens. Deshalb ist es für unser Lebensglück entscheidend, dass wir mit Vergnügen arbeiten.

Ein Mensch empfindet Arbeit als Vergnügen, wenn seine Aufgaben ihn weder unterfordern noch dauerhaft überfordern. Er kennt die täglichen Herausforderungen seiner Arbeit und freut sich, sie konstruktiv alleine oder im Zusammenspiel mit anderen Menschen zu meistern. Er vermag neue Herausforderungen als Chance für sein persönliches Wachstum zu erkennen. Er findet Möglichkeiten auch dort, wo andere längst aufgegeben haben. Er ist sich seiner Ressourcen und Möglichkeiten bewusst und nutzt sie zielgerichtet. Neue Lösungsideen begeistern ihn und er beschreitet mutig neue Wege. Rückschläge nimmt er gelassen hin und sie stärken ihn, weil er daraus lernt. Er sieht seinen Lohn darin, Gutes für sich und für andere Menschen zu tun. Er wählt seine Aufgaben mit Bedacht und ist dankbar für sie.

Sinnvolle Arbeit begeistert jeden Tag aufs Neue. Arbeit, Freizeit, Familie und Freunde und das eigene Leben stehen im Einklang und bilden eine Einheit. Einer der wichtigsten Aspekte von Arbeiten mit Vergnügen ist, dass damit selbst weniger angenehme Aufgaben leichter und besser erledigt werden. Eine positive Einstellung zur täglichen Arbeit wird mit Zufriedenheit und Lebensglück belohnt. Staunen wir nicht oft über andere Menschen, mit welchem Aufwand und mit welcher Energie sie ihre Hobbys betreiben? Würden diese Menschen das machen, wenn es ihnen kein Vergnügen bereitet? Stellen Sie sich, sehr geehrte Leserin, sehr geehrter Leser, also die Frage, ob Sie mit Vergnügen arbeiten. Dann können Sie Entscheidungen treffen, damit Ihr Vergnügen beim Arbeiten wächst. Ihr Lebensglück wächst gleichzeitig auch.

79. Sind Sie bereit für die Zukunft?

Wenn wir geboren werden, liegt unsere Zukunft vor uns. Unsere Eltern hatten zu diesem Zeitpunkt bereits eine Vergangenheit und zusammen verbrachten wir die ersten Jahre unseres Lebens. Spätestens als Jugendliche interessierten wir uns mehr für das, was vor uns lag. Schule, Ausbildung und Studium bereiteten uns auf unser Leben vor und wir erkannten Möglichkeiten, selbst unseren Weg zu finden.

Als wir selbst Kinder bekamen, ging unser Blick sowohl in die Vergangenheit als auch in die Zukunft. Was liegt alles vor unseren Kindern? Wie sehen ihre Chancen aus? Wird es ihnen gut gehen? Diese Fragen traten durch die täglichen Aufgaben der Kindererziehung und die eigenen beruflichen Herausforderungen oft in den Hintergrund.

Ältere Menschen schließlich blicken überwiegend zurück in die Vergangenheit. Erinnerungen verklären viele persönliche Ereignisse und wenn ein Mensch dankbar zurückblickt, ist es für ihn ein Stück Lebensglück.

Blicken Sie, sehr geehrte Leserin, sehr geehrter Leser, jetzt einmal zurück auf Ihre finanzielle Vergangenheit. Wann hatten

Sie Ihr erstes Geld in den Händen? Wie wichtig war für Sie sparen? Sind Sie mit Ihrem Einkommen immer ausgekommen? Wann hatten Sie kein Geld oder waren sogar verschuldet? Welche Erfahrungen aus der Vergangenheit prägen Ihren heutigen Umgang mit Geld? Wie haben sich die Rahmenbedingungen für Ihre Geldanlage verändert?

Gerade im finanziellen Bereich befinden wir uns einer neuen Welt. Es bieten sich neue Chancen, und Risiken sind nicht kleiner als früher. Bereit zu sein für die Zukunft ist notwendig, um im der Gegenwart richtige Entscheidungen zu treffen. Bauen Sie auf Ihre persönlichen Erfahrungen und treffen Sie mit einer guten persönlichen Beratung zukunftsfähige Entscheidungen.

80. Was tun Sie Gutes für andere Menschen?

Glückliche Menschen teilen ihr Glück mit anderen Menschen. Das ist ein Geheimnis und Teil ihres Glücks. Wenn wir andere Menschen beschenken, beschenken wir uns auch selbst.

Freuen Sie sich, wenn andere Menschen Ihnen, sehr geehrte Leserin, sehr geehrter Leser, etwas schenken? Dann haben Sie sicher auch den Wunsch, dem Schenkenden etwas Gutes zurück zu geben. Gutes für andere Menschen zu tun bedeutet somit auch Gutes für sich selbst zu tun.

Weniger glückliche Menschen erkennen Sie auch daran, dass sie wenig Gutes für sich selbst tun. Ein Mensch kann auf Dauer nur Gutes für andere Menschen tun, wenn es ihm selbst gut geht. Diese Erkenntnis gilt auch mit Blick auf unseren Umgang mit Geld. Ein Mensch kann erst dann einem anderen Mensch Geld schenken, wenn er selbst Geld in ausreichendem Maße besitzt. Wenn ein Mensch für sich selbst das Gefühl hat, genug zu besitzen, fällt es ihm leicht, andere zu beschenken.

Leider haben selbst reiche Menschen oft das Gefühl, nicht genug zu besitzen. Deshalb schenken sie anderen nichts und deshalb sind sie in Wahrheit arm.

Wenn wird anderen Menschen zum Beispiel in Form einer Spende etwas schenken, erzielen wir zwei Wirkungen. Unser Geschenk bewirkt Gutes beim Empfänger und wir beschenken uns mit dem Gefühl, genug zu besitzen. Dieses Prinzip gilt in allen Bereichen unseres Lebens. Wir können anderen Menschen nur dann Hoffnung und Zuversicht schenken, wenn wir selbst hoffnungsvoll und zuversichtlich sind. Wir haben nur dann Achtsamkeit und Zeit für andere, wenn wir uns beides selbst schenken. Tun Sie Gutes für sich und für andere Menschen.

81. Haben Sie kritische Ratgeber?

Ein guter Bekannter kommt auf Sie zu und gibt Ihnen einen Rat, wie Sie, sehr geehrte Leserin, sehr geehrter Leser, Ihr Geld ertragreich und sicher anlegen können. Von den niedrigen Zinsangeboten Ihrer Bank sind Sie schon lange enttäuscht. Sie sind wie viele andere Menschen bereits freundlich gestimmt, wenn ein bekannter Tagesgeldanbieter 1,11 Prozent Zinsen pro Jahr anbietet. Immerhin würde ein Anleger hier für eine Anlagesumme von 10.000 € den Zinsertrag von 111,00 € für ein Jahr erhalten. Das sind immerhin 106,00 € mehr als bei einer Hausbank mit dem Zinssatz von 0,05 Prozent. Kann Ihr Tipp gebender Bekannter bei einer vom ihm genutzten Geldanlage mit einem Ertrag von 6 Prozent im Jahr, also 600,00 € bezogen auf eine 10.000 Euro Anlage, da richtig liegen?

Unabhängig von der Qualität der empfohlenen Geldanlage werden Ihre Reaktionen genauso wie die vieler anderer Menschen kritisch, ja sogar sehr kritisch und ablehnend sein. Es ist also normal, wenn ein Tippgeber selbst einen sehr guten Rat von der kritischen Seite aus beurteilt. Was sollte er auch anders tun?

Wir sind es gewohnt, Gelddinge stets kritisch und ängstlich zu betrachten. Machen das nicht auch alle kleinen und großen Experten in Zeitungen, im Fernsehen und im Radio? Bedauerlicherweise schaffen es Negativschlagzeilen viel leichter in unser Bewusstsein zu kommen als positive Nachrichten und gute Ratschläge.

Ein Ausweg aus dieser Lage ist, genauer hinzuschauen, nachzudenken und sich selbst ein Urteil zu bilden. Ist das Geschäftsmodell hinter einer Geldanlage verständlich? Sind die handelnden Menschen hinter einer Geldanlage zuverlässig und klug? Redet Ihr Berater nicht nur gut über eine Geldanlage sondern nutzt er sie auch selbst? Wenn diese Fragen positiv beurteilt werden, sind auch heute Erträge von 6% pro Jahr möglich und sicher.

82. Können Sie mit 10.000 Euro mehr Ertrag erzielen als mit einer Million?

10.000 Euro sind genau 1 Prozent von einer Million Euro. Es bedarf somit 100 Mal eines Betrages von 10.000 Euro, um eine Million zu erreichen. Wie sollte es dann möglich sein, mit nur einmal 10.000 Euro mehr Ertrag zu erzielen als mit einer ganzen Million. Die Lösung liegt, sehr geehrte Leserin, sehr geehrter Leser, in der Höhe des Ertrages.

Wenn heute ein Anleger 1 Million Euro zu einem Zinssatz von 0,05 Prozent anlegt, erhält er am Ende des Jahres einen

Ertrag von 500 Euro. Legt ein anderer Anleger 10.000 € mit einem jährlichen Ertrag von 6 Prozent an, erhält er 600 Euro. In Zeitungen mit den großen Buchstaben könnte jetzt die nicht unwahre Überschrift stehen: Kleinsparer erhält 20 Prozent mehr Zinsen als Millionär!

Natürlich finden Sie, sehr geehrter Leserin, sehr geehrter Leser, nicht an jeder Ecke eine Geldanlage, die Ihnen zuverlässig 6 Prozent Ertrag für Ihren Anlagebetrag bringt. Die meisten Banken werden solchen Geldanlagen gegenüber sehr kritisch sein, weil sie sie weder im Detail kennen noch solche Geldanlagen in ihrem Angebot haben. Ein guter unabhängiger Berater liefert Ihnen überzeugende Informationen, damit Sie zunächst eine solche Geldanlage verstehen können. Erst wenn Sie eine Geldanlage mit Blick auf das Geschäftsmodell, die jährlichen Erträge, die Dauer der Geldanlage und die Sicherheit verstehen, können Sie sich ein fundiertes Urteil bilden. Erst dann sollten Sie entscheiden, ob es für Sie eine geeignete und angemessene Geldanlage ist. Es sind schon aus Menschen, die weniger als 10.000 Euro Startkapital hatten, vermögende Millionäre geworden. Sehen Sie die Chancen, heute mit 10.000 Euro mehr Ertrag zu erzielen als mit einer Million.

83. Verstehen Sie Ihren Bankberater?

Eine Bank ist eine große Organisation, die von einer Vielzahl von Gesetzen und Vorschriften geregelt wird. In einer Bank arbeiten neben immer zahlreicher werdenden Computern Menschen. Jeder Bankangestellte ist ein kleines Zahnrad in einem großen Getriebe, und er muss bzw. sollte wie in jedes kleine Zahnrad in einer mechanischen Schweizer Präzisionsuhr gut funktionieren. Das gilt auch für Ihren Bankberater.

Anders als in früheren Zeiten steuern tägliche Vertriebsvorgaben heute den Beratungsalltag in vielen Banken. Deshalb ist es notwendig, dass Sie, sehr geehrte Leserin, sehr geehrter Leser, Ihren Bankberater verstehen. Er muss Ihnen zum Beispiel Produkte seiner Bank anbieten und verkaufen, die er aufgrund seines Wissens und seiner Erfahrungen oftmals nicht selbst kaufen und nutzen würde.

Ein von Banken unabhängiger Berater kennt Produkte verschiedener Anbieter und informiert seine Kunden über die Möglichkeiten des Marktangebotes. Er informiert seine Kunden zum Beispiel über passende und preiswerte Versicherungen aus dem Angebot einer großen Anzahl von Versicherungsunternehmen. Er kennt Geldanlagemöglichkeiten, die von Banken nicht angeboten werden, weil sie zum Beispiel für eine Bank zu wenig Vermittlungsprovision bringen. Er findet die am besten passende Finanzierung einer Wohnung oder eines Hauses.

Weil ein unabhängiger Berater an keine Verkaufsvorgaben gebunden ist, hat er die Chance, auf die persönliche Situation seiner bei ihm Rat suchenden Menschen einzugehen. Somit stellt sich die für Sie wirklich entscheidende Frage: Versteht Ihr Berater Sie? Die richtige Antwort auf diese Frage können Sie sich selbst geben und sie ist für Sie, für Ihre finanziellen Entscheidungen und für Ihr Lebensglück wichtiger als die Frage, ob Sie Ihren Berater verstehen.

84. Fahren Sie gerne Achterbahn?

Achterbahn fahren ist eine aufregende Sache. Viele junge Menschen genießen es, langsam steil in den Himmel gezogen zu werden und anschließend aus Schwindel erregenden Höhen im freien Fall der Erde wieder näher zu kommen. Die spielerische Leichtigkeit der Atem beraubenden Bewegungen fasziniert, vorausgesetzt wir sind uns ganz sicher, dass am Ende alles gut ausgeht.

In finanzieller Hinsicht ist Achterbahn fahren ebenfalls aufregend. Ein Blick auf Börsennachrichten und Börsenkurse genügt. Erst steht der deutsche Aktienindex DAX bei 8.000 Punkten, dann bei 12.000, und fällt er zurück auf 10.000 Punkte. Nachdem es zum Beispiel jahrelang langsam bergauf geht, kommt überraschend ein Abschwung, den viele Experten im Nachhinein wortreich erklären können. In jedem Falle sind gute Nerven gefragt.

Statistiken zeigen gleichwohl, dass ein Aktienengagement gut für einen langfristigen Vermögensaufbau sein kann. Entscheidend ist, mit Augenmaß, Erfahrung und Geduld Chancen zu erkennen und sie zu nutzen.

Die für Sie, sehr geehrte Leserin, sehr geehrter Leser wichtige Frage ist, ob Sie in finanziellen Dingen gerne Achterbahn fahren und ob Sie sich das leisten können. Selbst risikofreudige Menschen sollten bei Ihren finanziellen Entscheidungen Sicherheitsüberlegungen berücksichtigen, damit sie zu jedem Zeitpunkt ihres Lebens finanziell unabhängig sind und finanziell gelassen bleiben können. Deshalb ist es wichtig, gut informiert zu sein und Chancen und Möglichkeiten als Grundlage für gute eigene Entscheidungen zu erkennen. Mit einem kompetenten Begleiter an Ihrer Seite erhöhen Sie die Wahrscheinlichkeit, dass es Ihnen gelingt.

Finanzielle Gelassenheit gewinnt man durch zielgerichtetes Handeln über viele Jahre. Dabei ist es nie zu spät, heute damit anzufangen. Das Leben bietet viele Achterbahnfahrten. Machen wir das Beste daraus.

85. Führen Sie gute Gespräche?

Gespräche verbinden uns mit anderen Menschen. In Gesprächen tauschen wir Gedanken und Gefühle aus und teilen anderen unsere Wünsche mit. In einem guten Gespräch nehmen wir einen anderen Menschen wahr, können uns in seine Lage versetzen und ihn verstehen.

Voraussetzung für ein gutes Gespräch ist das aufmerksame Zuhören können. Viele Menschen unterhalten sich und hören dabei ihrem Gesprächspartner nicht aufmerksam zu. Ist es dann ein Wunder, dass Menschen oft aneinander vorbeireden?

In einem guten Gespräch findet ein Austausch, ein Geben und Nehmen statt. Einigen Menschen gelingt es, stundenlang von sich selbst zu erzählen. Das mag für den Zuhörer interessant sein, weil er dadurch viele neue Informationen erhält. Ein wirklicher Austausch findet statt, wenn der Sprechende spätestens nach 15 Minuten Fragen nach dem Wohlbefinden des Zuhörers fragt.

Wichtig für ein gutes Gespräch ist das Miteinander reden. Oft reden wir über andere Menschen und andere Ereignisse, die mit uns wenig oder gar nichts zu tun haben. Fragen Sie sich, sehr geehrte Leserin, sehr geehrter Leser, nach Ihrem nächsten Gespräch, was der Inhalt des Gesprächs mit Ihnen persönlich zu tun hatte. Hilft Ihnen das Gespräch, Ihrem Lebensglück näher zu kommen? Konnten Sie neue Erkenntnisse gewinnen und wurden sie in Ihrem Handeln bestärkt? Konnten Sie Klarheit über wichtige Fragen gewinnen?

Ein gutes Gespräch braucht wenige Worte. Diese Worte sollten den Verstand und das Herz berühren. Sie sollten hilfreich sein und Lösungen aufzeigen. Sie sollten ermutigen und den Gesprächspartner wertschätzen. Diese Maßstäbe für gute Gespräche gelten im besonderen Maße auch für Gespräche über Geld, Vermögen und Lebensglück. Gute Gespräche bringen Gewinn und ein Stück Lebensglück.

86. Lesen Sie gute Bücher?

Gute Bücher schenken uns Erfahrungen und Lebensweisheiten anderer Menschen. Losgelöst von Tagesereignissen schärfen sie den Blick für Gedanken und Gefühle, die für unser Lebensglück förderlich sind. Gute Bücher berühren uns und zeigen uns Möglichkeiten, durch die wir wachsen können. Sie holen den Leser dort ab, wo er sich auf seinem Lebensweg gerade befindet und führen ihn zu neuen Quellen der Klarheit und zu neuem Bewusstsein. Gute Bücher bestätigen uns. Sie geben Mut für Veränderungen, damit das eigene Leben gelingt und wir mit unseren Gedanken, Gefühlen und Handlungen im Einklang sind. Gute Bücher ermöglichen Verständnis für unsere augenblickliche Lebenssituation und helfen uns, unsere Ziele zu finden und sie zu erreichen.

Wann haben Sie, sehr geehrte Leserin, sehr geehrter Leser, ein gutes Buch gelesen? Schenken Sie sich eine Stunde Zeit und tauchen Sie ein in ein großes Buchgeschäft. Lassen Sie den Blick über die langen Bücherreihen streifen und schauen Sie, welcher Titel Sie anspricht. Dann nehmen Sie dieses Buch aus dem Regal und blättern darin. Berührt Sie der Inhalt? Dann könnte es für Sie ein für Sie gutes Buch sein. In jedem Buchgeschäft gibt es viele für Sie gute Bücher. Sie warten darauf, von Ihnen entdeckt zu werden.

Lebensglück hat immer etwas mit dem Glück anderer Menschen zu tun. Wege zum Glück finden sich oft in deren Bücher. Ein gutes Buch liest sich leicht. Lesen Sie abends vor dem Einschlafen eine oder mehrere Seiten. Guten Gedanken begleiten Sie im Schlaf und lassen für Sie am nächsten Morgen die Sonne aufgehen.

87. Teilen Sie Ihr Lebensglück?

Wenn Sie einen selbst gebackenen Kuchen in der Mitte teilen und eine Hälfte Ihrem Nachbarn schenken, bleibt für Sie nur die andere Hälfte. Wenn Sie mit einem Teil Ihres Geldes eine gute Sache fördern, reduziert dies Ihren Geldbesitz. In beiden Fällen sehen wir mit Blick auf den Kuchen und das Geld, das Teilen zu Weniger führt. Dies ist jedoch nur die halbe Wahrheit.

Die ganze Wahrheit ist, dass Sie Ihrem Nachbarn eine kleine oder große Freude bereiten, und dass Ihr gespendetes Geld an anderer Stelle Gutes bewirkt. Beides führt dazu, dass Sie am Ende nicht weniger, sondern mehr haben, weil auch Sie beschenkt werden. Ihr Nachbar wird bei passender Gelegenheit ebenfalls etwas Gutes für Sie tun. Er schenkt Ihnen Aufmerksamkeit, hört Ihnen zu, lädt Sie vielleicht zum Essen ein, hilft Ihnen bei einer Besorgung, schenkt Ihnen Blumen und gibt Ihnen wertvolle Ratschläge.

Indem Sie anderen Menschen Freude bereiten, machen Sie sich selbst eine Freude. Dabei sind es gerade die vielen kleinen Dinge des Alltags, die anderen und Ihnen Freude bereiten. Achten wir täglich auf die vielen Möglichkeiten, mit denen wir uns belohnen können und die für uns und andere Freude bereiten. Gerade kleine, unerwartete Freude lässt unser Lebensglück wachsen. Lebensglück entsteht durch Teilen. Wenn wir unser Lebensglück mit anderen teilen, wächst es. Deshalb sollten wir unser Lebensglück mit anderen Menschen teilen. Die Folge ist, dass es sich beim Teilen vermehrt. Es liegt an jedem einzelnen von uns, ob und mit wem er sein Lebensglück teilt. Machen wir den ersten Schritt zu unserem Lebensglück.

88. Machen Sie gern Fehler?

Fehler sind menschlich, sagt ein Sprichwort. Wenn etwas nicht so läuft, wie wir es geplant oder erwarten haben, fragen wir uns oft, ob wir Fehler gemacht haben. Wir alle machen in unserem Leben viele Fehler. Es sind kleine Fehler, wenn wir uns zum Beispiel Dinge kaufen, die uns nicht glücklich machen. Es sind große Fehler, wenn wir mit Menschen zusammen sind, die uns auf Dauer nicht gut tun.

So sehr wir auch Fehler vermeiden wollen, sie sind Bestandteil unseres Lebens. Die große Chance von Fehlern besteht darin, dass wir aus ihnen lernen können. Ja, Fehler sind dafür da, dass wir aus ihnen lernen. Erinnern Sie sich, sehr geehrte Leserin, sehr geehrter Leser, als Sie oder Ihre Kinder spielerisch die ersten Türme Ihres Lebens bauten? Sie stapelten einen Baustein über den anderen und wenn der Turm hoch genug war, stürzte er ein. Das bereitete oft genauso viel Freude wie das erneute Aufbauen. Das Einstürzen lieferte wertvolle Hinweise für den Bau des nächsten höheren Turms.

Entscheidend aus unseren Fehlern ist, was wir daraus machen. Viele Menschen erkennen in ihren Fehlern nur ihre Grenzen und ihr Scheitern. Sie resignieren und versuchen, keine Fehler mehr zu machen. Damit beschränken sie sich und ihre Möglichkeiten. Kluge Menschen lernen aus ihren Fehlern. Sie machen es beim nächsten Mal besser, machen einen Fehler nicht zweimal und werden dadurch erfolgreich.

Welche Menschen machen in ihrem Leben die meisten Fehler. Paradoxerweise sind es die erfolgreichen Menschen. In diesem Sinne machen Sie gerne Fehler bei kleinen Dingen, damit Sie bei den großen Dingen des Lebens alles richtig machen.

89. Wie möchten Sie Ihren 75. Geburtstag feiern?

Geburtstage sind für uns besondere Tage. Wir blicken zurück, machen Bestandsaufnahmen und schauen auf Zukünftiges. Für alle noch nicht 75 Jahre jungen Menschen lohnt es sich, folgende Frage zu beantworten: Wie möchten Sie, sehr geehrte Leserin, sehr geehrter Leser, Ihren 75. Geburtstag feiern?

Sicherlich werden Sie sich freuen, wenn Verwandte, Bekannte und Freunde sich an diesem Tag bei Ihnen melden und Ihnen gratulieren. Im Idealfall sind Sie entspannt zu Hause und nehmen zahlreiche telefonische Glückwünsche entgegen und haben für jeden Anrufenden Zeit für ein gutes Gespräch.

Werden Sie viele Gäste haben? Dann konnten Sie vielleicht viele helfende Hände organisieren, damit sich alle wohl fühlen. Wenn dann am späten Abend alles vorbei ist, ist für Sie ein besonderer Geburtstag zu Ende. Erst in den folgenden Tagen werden Sie alles verarbeiten können und Zeit finden, selbst zur Ruhe zu kommen und sich Ihrer Lebenssituation bewusst zu werden. Sie schauen zurück auf wichtige Ereignisse Ihres Lebens, in denen Sie vor besondere Herausforderungen standen, die Sie gemeistert haben. Vielleicht erkannten Sie nicht sofort Lösungen oder die Lösungen waren nicht einfach.

Sind Sie mit Ihrem Leben zufrieden und was wünschen Sie sich für kommende Tage? Wo wollen, ja müssen Sie vielleicht neue Schwerpunkte setzen. Sind Beziehungen zu anderen Menschen zu ordnen, ist Achtsamkeit für Ihre Gesundheit notwendig, sind Sie finanziell unabhängig und können Sie Ihre Tage sinnvoll gestalten? Welche Aufgaben reizen Sie und mit welchen Menschen sind Sie gerne zusammen? Erleben Sie neue Dinge abseits Ihrer Alltagsroutinen?

Lernen Sie aus den Antworten auf diese Fragen, damit Sie jeden Ihnen geschenkten Tag bis zu Ihrem 75. Geburtstag sinnvoll gestalten und genießen können. Nutzen Sie in jedem Falle auch die Erfahrungen und Lebensweisheiten von Menschen, die bereits Ihren 75. Geburtstag und viele weitere danach gefeiert haben.

90. Essen Sie gerne trockenes Brot?

Brot ist für uns seit Lebensgenerationen ein wichtiges Lebensmittel. Auch wenn unsere Gesellschaft heute über eine Fülle von Lebensmitteln verfügt und wir ein Drittel davon wegwerfen, erinnern sich viele daran, wie wertvoll unser tägliches Brot war und ist.

Deshalb haben die meisten Menschen gelernt, Brot nicht einfach wegzuwerfen. Das führt dazu, dass sie zunächst das älteste in ihrem Brotkorb befindliche Brot essen. Da heute nur wenige, zumeist teure Brotsorten ohne Konservierungsstoffe auch nach einer Woche noch schmackhaft sind, essen diese Menschen meist trockenes Brot, während das neue frische Brot daneben liegt. Die Tugend des sorgsamen Umgangs mit Brot führt somit direkt zu trockenem Brot.

Würden Sie, sehr geehrte Leserin, sehr geehrter Leser, diesen Kreislauf nicht gerne beenden und lieber stets frisches Brot essen? Damit sich dieser Wunsch erfüllt und Sie zukünftig täglich frisches Brot genießen können, kaufen Sie es erst kurz bevor Sie es benötigen. Essen Sie das frische Brot selbst dann, wenn noch altes Brot vorhanden ist. Wenn Sie Ihr Brot klug und in der richtigen Menge einkaufen, wird eines Tages kein altes Brot mehr vorhanden sein. Sollte altes Brot noch da sein, nutzen Sie es und machen Sie den Enten im nächsten Park eine Freude damit.

Die Frage nach trockenem oder frischem Brot ist auch eine Frage nach Ihrer eigenen Wertschätzung. Sind Sie es sich wert, Gutes für sich zu tun? Oder besteht Ihr Leben in weiten Bereichen aus falscher Bescheidenheit? Diese Frage ist entscheidend für Ihr Lebensglück. Da Sie auf Dauer für andere Menschen nur Gutes tun können, wenn es Ihnen selbst gut geht, fällt eine Antwort leicht. Genießen Sie stets frisches Brot.

91. Sind Ihre Ideen Gold wert?

Menschen werden durch ihre Ideen vermögend. Natürlich kann man durch lebenslange fleißige Arbeit Wohlstand erreichen, Vermögen entstehen jedoch durch Ideen. Menschen vermögen etwas, wenn sie ihre Begabungen, Fähigkeiten und Talente ständig weiter entwickeln, sich fortbilden und mit Freude jeden Tage offen sind für neue Gedanken, für neue Gefühle und für neue Begegnungen mit dem Leben und mit anderen Menschen.

Schauen Sie, sehr geehrte Leserin, sehr geehrter Leser, auf Ihr bisheriges Leben zurück, und Sie erkennen, welche Aufgaben Sie gerne und erfolgreich ausgeführt haben. Sie erkennen, welche Herausforderungen Sie gut meistern wofür Sie durch Anerkennung und Verdienst belohnt wurden und werden. Mit hoher Wahrscheinlichkeit waren und sind Ihre Leistungen für andere Menschen wichtig und sie machen die Welt ein bisschen besser. Als Ingenieur konstruieren Sie Maschinen, die die Produktion effektiver machen. Als Arzt, Krankenschwester und Pfleger erleichtern Sie das Leben kranker Menschen, und Sie heilen sie. Als Forscher arbeiten Sie an Zukunftsthemen, damit Mensch und Natur im Einklang leben. Als Kaufmann finden Sie Wege, wie Einnahmen und Ausgaben, Investitionen und Erträge finanziell gut zusammen passen.

Jeder von uns besitzt Erfahrungen und Ideen, die mehr als Gold wert sind. Werden wir uns dieser Schätze bewusst. Als Großeltern und Eltern geben wir unsere Lebenserfahrungen gerne an unsere Enkel und Kinder weiter. Im Ehrenamt finden wir lohnende Aufgaben und Erfüllung und leisten wertvolle Dienste für andere Menschen. Unsere Lieblingsbeschäftigungen fördern unser Wohlbefinden. Unsere Ideen sind einmalig und können für uns und andere Wunder vollbringen. Sie sind entscheidend für Wohlstand und Lebensglück.

Geben Sie Ihren Ideen Raum zur Entfaltung und verwirklichen Sie sie. Ob Sie dies alleine oder gemeinsam mit anderen tun, Sie werden großzügig belohnt.

92. Welche Intelligenz ist bei Ihnen ausgeprägt?

Jeder Mensch verfügt über ein mehr oder weniger großes Maß an Intelligenz. Damit ist die Fähigkeit gemeint, Lebenssituationen zu erkennen, sie zu verstehen und angemessen darauf zu reagieren.

Die eigene Intelligenz ist das Ergebnis von Veranlagungen und Lebenserfahrungen. Sie hängt mit Offensein für neue Herausforderungen, mit Klarheit der eigenen Gedanken, mit eigenen Gefühlen und mit der Fähigkeit zum Handeln zusammen. Welche Intelligenz ist bei Ihnen, sehr geehrte Leserin, sehr geehrter Leser, ausgeprägt? Intelligenz kann in Bauch-, Herz- und Kopfintelligenz differenziert werden. Menschen mit Bauchintelligenz entscheiden aus dem Bauch heraus. Menschen mit Herzintelligenz sind eher gefühlsbetont und Menschen mit Kopfintelligenz sind durch ihren Verstand gesteuert. Diese einfache Einteilung lässt sich beliebig verfeinern und jeder Mensch hat von diesen drei Grundformen einen individuellen Mix. Dieser Mix verändert sich im Laufe des Lebens und deshalb gelingt die Einschätzung der eigenen Intelligenz mit wachsendem Bewusstsein.

Wenn wir wichtige Entscheidungen und deren Auswirkungen in unserem Leben betrachten, können wir das Maß und die Art unserer Intelligenz erkennen. Unseren Wünschen und Zielen können wir sowohl mit Bauch-, Herz- und Kopfintelligenz näher kommen. Dies gilt auch mit Blick auf unseren Umgang mit Geld, auf das, was wir vermögen und es gilt für unser Lebensglück. Gerade weil die Ausprägungen unserer Intelligenz veränderbar sind, können wir aus unseren Fehlern und von anderen erfolgreichen Menschen lernen. Intelligente Menschen freuen sich deshalb über ihren Erfolg ebenso wie über die Erfolge anderer Menschen. Sie sind sich ihrer Intelligenz bewusst, fördern und nutzen sie.

93. Sorgen Sie für später vor?

Sich Sorgen machen ist im menschlichen Wesen begründet und diente in Urzeiten zum Überleben. In Deutschland ist sich Sorgen machen auch heute noch besonders ausgeprägt. Zum Glück bewahrheiten sich die wenigsten Befürchtungen, die man sich Tag für Tag machen kann.

Dennoch ist es eine wichtige Frage: Sorgen Sie für später vor? Die von Versicherungsvertretern gern gestellte Frage wird von einem großen Versicherungsangebot gleich beantwortet: Hausrat-, Unfall-, Renten-, Sterbe- und Lebensversicherungen versprechen Abhilfe. Auch wenn viele dieser Versicherungen eher eine Vorsorge für die Existenz der Versicherungsunternehmen selbst darstellen, sind elementare Lebensrisiken sinnvollerweise abzusichern.

Für viele Menschen ist jedoch eine gute Vorsorge in der Gegenwart wichtiger als eine Vorsorge in der Zukunft. Heute mit dem Einkommen auskommen und sich die richtigen Gedanken für Morgen zu machen ist entscheidender. Erkenntnisreich hierfür ist die Beobachtung der Bedürfnisse und Wünsche von älteren Menschen. Es sind weniger materielle Bedürfnisse als vielmehr Wünsche nach erfüllten sozialen Kontakten, nach Menschen, die Zeit haben, mit denen sie beglückende Erlebnisse teilen und mit denen sie ein gutes Gespräch führen können. Es sind Menschen, die ihnen zum richtigen Zeitpunkt zur Seite stehen. Es sind Menschen die weiter wissen, und dann mit klarem Kopf gemeinsam mit Betroffenen und Beteiligten das Notwendige entscheiden und umsetzen.

Eine ausreichende finanzielle Absicherung ist hilfreich, letztlich jedoch zweitrangig. Es ist deshalb heute in jedem Fall eine gute Vorsorge, offen zu sein für seine Mitmenschen und ihnen aufmerksam und freundlich zu begegnen.

Am einfachsten findet man hilfreiche Menschen, wenn man selbst hilfreich für andere Menschen ist. Diese Art der Vorsorge schenkt Lebenssinn und Lebensglück. Sie findet Lösungen für die sich heute stellenden Herausforderungen und erspart die Sorgen von später.

94. Sind Sie auch bis zu 100 Prozent glücklich?

Werden Menschen gefragt, ob sie glücklich sind, antworten sie überwiegend mit Ja. Die gleichen Menschen kennen bereits im darauffolgenden Satz viele „Abers". Ja ich bin glücklich, schön wäre es aber, wenn andere Menschen auch glücklich sein könnten. Ja, aber das Wetter ist in diesem Sommer zu heiß. Ja, aber es ist ungerecht dass … und so weiter.

Offensichtlich ist Glücklich Sein auf einer Skala von 1 bis 100 Prozent möglich. Wenn 50 Prozent durchschnittlich glücklich bedeutet, ordnen sich mehr als die Hälfte aller Menschen als überdurchschnittlich glücklich ein. Das ist zwar statistisch gesehen unmöglich und zeigt, dass Glücklich Sein eng mit der eigenen persönlichen Gedanken- und Gefühlswelt verbunden ist.

Menschen gelingt es, in schwierigen Umständen glücklich zu sein, während andere wohlhabende Menschen in den schönsten Momenten ihres Lebens unglücklich sind. Weise Menschen erkennen, dass sie für ihr Glück selbst verantwortlich sind. In dem sie auf Ihre Gedanken achten, erkennen Sie die vielen kleinen Glücksmomente, die jeder Lebenstag für sie bereithält. Sie konzentrieren sich auf ihre Möglichkeiten und wachsen dadurch. Sie lernen aus Fehlern und machen Fehler nur einmal. Sie schöpfen aus ihren Erfahrungen und wissen, dass am Ende alles gut wird.

Daraus gewinnen sie Gelassenheit und Zuversicht und meistern mit Selbstbewusstsein ihr Leben. Glückliche Menschen sind nicht ständig auf der Suche nach Glück. Durch ihre Gedanken, Gefühle und Entscheidungen findet das Glück zu ihnen. Sie sind gerne mit anderen glücklichen Menschen zusammen. Glück ist keine Mangelware. Glück gibt es täglich in unendlicher Fülle. Erkennen Sie, sehr geehrte Leserin, sehr geehrter Leser, ihr persönliches Glückspotential und seien Sie mindestens zu 100 Prozent glücklich.

95. Sind Sie ein Glückspilz?

Es gibt Menschen, die fühlen sich ein Leben lang als Glückspilz und alles deutet darauf hin, dass sie immer Glück haben. Alles was sie anfangen oder anpacken gelingt diesen Menschen. Diese Menschen scheinen Lebensglück dauerhaft abonniert zu haben. Glückliche Umstände und wohlwollende Zufälle warten an jeder Ecke auf sie und jeder beneidet sie.

Kennen Sie, sehr geehrte Leserin, sehr geehrter Leser solche Glückspilze? Sind Sie etwa selbst ein Glückspilz? Um es gleich zu Beginn auf den Punkt zu bringen: Nach Ansicht von allen weisen Menschen gibt es im Leben keine Zufälle. Auch wenn das, was einem Menschen zufällt, wie ein Schicksal aussieht, wurde es von ihm und von anderen Menschen zuvor verursacht.

Glückspilze wachsen deshalb nicht einfach so im eitlen Sonnenschein, sonders es bedarf schon an besonderen Nährstoffen sowie an der richtigen Feuchtigkeit. Diese Nährstoffe werden gebildet von Erwartungen. Glückspilze erwarten einfach, dass sie Glück haben. Und wenn sie einmal kein Glück haben, dann erwarten sie beim nächsten Mal wieder ihr gewohntes Glück. Aus Fehlern lernen sie, und sie machen einen Fehler kein zweites Mal.

Natürlich lernen glückliche Menschen gerne aus Erfahrungen anderer Menschen. Damit sie lernen können, begegnen sie neuen Ideen und anderen Menschen mit Achtsamkeit, mit Neugier und mit Wohlwollen. Sie sehen in jedem Ereignis auch die immer darin enthaltene positive Seite. Sie stärken ihren Mut mit Erlebnisse, bei denen andere resignieren. Durch diese Eigenschaften erkennen Sie Chancen und nutzen sie. Lassen wir mit diesen Erkenntnissen jeden Tag in uns neue Glückspilze wachsen.

96. Ärgern Sie sich noch?

Im Leben jedes Menschen läuft nicht immer alles so wie erwartet. Ein Ereignis trifft nicht wie erwartet ein, ein freundlicher Mensch ist auf einmal nicht mehr ganz so freundlich, die gekauften Aktien fallen im Kurs, der lange mit viel Vorfreude geplante Urlaub ist nur halb so schön und das tägliche Wetter entspricht selten den eigenen Wünschen und der Vorhersage.

Ärgern Sie dann noch, sehr geehrte Leserin, sehr geehrter Leserin? Wenn ein Mensch klug und weise ist, erkennt er, dass es ausschließlich an ihm liegt, ob er sich noch ärgern muss. Das beinhaltet bereits die Aussage „Ich ärgere mich."

Leider machen wir auf den ersten Blick als Ursache für unseren Ärger meist Umstände und andere Menschen verantwortlich. Unglückliche Menschen sind an ihrem Ärger, am Jammern, an Rechtfertigungen und an Schuldzuweisungen leicht zu erkennen. Sollten Sie zu den Menschen gehören, die sich noch ärgern, versuchen Sie bitte das nächste Mal, ihre Sichtweise auf den sie ärgernden Umstand zu ändern. Das erhöht die Chancen für einen ungetrübten Blick und ermöglicht Ihnen die eine bessere Nutzung Ihrer Lebensenergien.

Ärgern kostet viel Lebensenergie und führt zu keinen guten Lösungen. Menschen, die in ihrem Leben etwas vermögen, ärgern sich nicht mehr. Von Ärger freie Menschen sind mit Sicherheit Menschen mit mehr Lebensglück. Sie bleiben auch in weniger glücklichen Augenblicken gelassen und treffen notwendige Entscheidungen mit einem Blick auf ihre Chancen und Möglichkeiten. Dies gilt für alle Lebensbereich. Nach einiger Übung sind Menschen erstaunt, über was sich andere Menschen alles noch ärgern können. Gehören Sie zu den glücklichen Menschen, die sich nicht mehr ärgern.

97. Wie erkennen Sie Erfolgsgeheimnisse?

Menschen mit Erfolgsgeheimnissen werden beneidet. Warum ist mir diese einfache Idee nicht eingefallen? Darauf hätte doch jeder kommen können. Im Nachhinein wissen es viele Menschen oft besser. Was ist aber ein Erfolgsgeheimnis und wie können Sie, sehr geehrte Leserin, sehr geehrter Leser, Ihre Erfolgsgeheimnisse erkennen?

Erfolgsgeheimnisse werden erkannt durch fantasievolles und durch anderes Denken. Können Maschinen aus Metall, das schwerer ist als Luft, fliegen? Muss ein Telefon immer Tasten zum Bedienen besitzen? Kann ein Auto auch alleine in die Garage fahren? Kann ein Mensch in einer Stunde produktiver sein als andere in 10 Stunden?

Normale Menschen denken, dass das Erfolgsgeheimnis eines Rennfahrers im Gas geben besteht. Tatsächlich ist Bremsen genauso wichtig. Gewinne mit Aktien entstehen, indem man Verluste vermeidet. Wohlstand entsteht, indem man oft kein Geld ausgibt. Reich wird ein Mensch durch Geben. Lebensglück geschieht ohne Streben danach.

Ihre Erfolgsgeheimnisse erkennen Sie, wenn Sie in den Rückspiegel schauen. Wo waren und wo sind Sie reich an Erfolg? Bei welcher Tätigkeit werden Sie Zeit los? Wie schenken Sie sich gute Gedanken und Gefühle? Was tut Ihnen gut? Mit welchen Menschen sind Sie gerne zusammen? Wie sieht ein perfekter Tag für Sie aus? Denken und fühlen Sie weiter. Betrachten Sie Situationen aus anderen Perspektiven. Sehen Sie Probleme anders. Schärfen Sie Ihre Gedanken für Lösungen. Planen Sie beharrlich von Ihren Zielen aus. Versetzen Sie sich in die von Ihnen gewünschte Traumwelt. Glauben Sie daran. Genießen Sie heute schon eine von Ihnen geschaffene zukünftige bessere Welt. Sie entdecken damit Ihre Erfolgsgeheimnisse.

98. Beneiden Sie Ihre Nachbarn?

Alle Menschen haben Nachbarn. Während in früheren Zeiten gute Nachbarn für das Überleben notwendig waren, kennen viele Menschen heute vielleicht nur noch den Namen ihrer Nachbarn. Nachbarn spielen heute andere Rollen. Viele Menschen vergleichen sich gerne mit ihren Nachbarn. Als Vergleichsmaßstäbe dienen Dinge, die sie sehen können. Zum Beispiel das größere Haus, das neuere Auto, das frischere unkrautfreie Rasengrün und die Anzahl der Urlaubsreisen pro Jahr. Da ein einzelner Mensch nicht beim Vergleichen mit all diesen äußerlichen Dingen der Beste sein kann, kann Neid entstehen. Dabei kennt er die beneideten Nachbarn nicht richtig. Ein kluger Mensch beneidet andere Menschen erst dann, wenn er sie richtig kennt. Dann erkennt er, dass unter jedem Dach ein Ach wohnt. Ein Ach, also zum Beispiel ein gesundheitliches Problem, ein Problem mit Kindern, Eltern oder Verwandten, eine langwierige juristische Auseinandersetzung und so weiter sind kein Grund für Neid.

Beneiden Sie deshalb Ihre Nachbarn, sehr geehrte Leserin, sehr geehrter Leser nicht. Bewundern Sie sie für alles, was Sie auch gerne hätten. Bewundern Sie die Lebensweisheit Ihrer älteren Nachbarn, ihre Großzügigkeit auch in kleinen Dingen, für die Freundlichkeit bei kurzen täglichen Begegnungen, für ihre Gelassenheit auch dann, wenn Lebensglück langsam wächst.

Nachbarn sind ein Spiegelbild von uns. Sie sind freundlich, wenn wir es auch sind. Gemeinsam mit Ihnen können wir viele glückliche Stunden unseres Lebens verbringen. Gute Nachbarn wahren die richtige Balance zwischen Distanz und Nähe. Sie haben eine Antenne für Momente, in denen ihre Hilfe hilfreich ist. Es lohnt sich, für seine Nachbarn offen zu sein, seine Nachbarn zu kennen und ihnen achtsam zu begegnen. Seien wir deshalb selbst ein guter Nachbar als Voraussetzung für unser eigenes Lebensglück.

99. Denken Sie auch immer das, was andere denken?

In unserem Kopf machen wir uns jeden Tag tausende Gedanken. Gedanken, was heute zu tun ist, wie wir vorsorgen können, wie wir anderen helfen können, wie es uns morgen besser gehen könnte und viele weitere Gedanken. Viele dieser Gedanken bleiben Gedanken, sie sind uns kaum bewusst und trotzdem bestimmen sie unser Wohlgefühl, unsere Handlungen und damit unser Leben.

Jeder Gedanke beansprucht Energie und deshalb ist es für unser Lebensglück entscheidend, welche Gedanken wir uns machen. Richten wir unser Gedanken auf unsere Wünsche und Ziele, kommen wir ihnen näher. Denken wir wie leider viele

Menschen stets das, was andere denken oder denken könnten, dann vergeuden wir unsere Gedankenenergie.

Es ist hilfreich, sich in andere Menschen hinein zu versetzen, ihre Sichtweisen und ihre Standpunkte zu verstehen, um damit deren wahrscheinliches zukünftiges Verhalten zu erkennen. Unsere Gedankenwelt besitzt allerdings eine außerordentliche große Dynamik und ist in der Lage, ständig viele neue Welten in unserem Kopf entstehen zu lassen. Wir erfinden Geschichten für uns und für andere, die uns und anderen weniger gut tun. Wir verstricken uns in Gedankengebäude, die uns überfordern.

Bleiben Sie, sehr geehrte Leserin, sehr geehrter Leser deshalb in einer einfachen und klaren Gedankenwelt. Zerbrechen Sie sich nicht den Kopf darüber, was andere denken könnten. Sagen Sie es so, wie Sie es sehen. Denken und sagen Sie nur das, was wahr ist. Mit klaren Gedanken vermögen Sie am meisten, Ihr Wohlbefinden dankt es Ihnen und Sie werden und sind ein glücklicher Mensch.

100. Können Sie sich noch ärgern?

Im Leben läuft nicht alles immer so, wie wir es erwarten und wie wir es uns wünschen. Verabredungen mit anderen Menschen werden nicht eingehalten, wir treffen Entscheidungen, die uns auf Dauer nicht glücklich machen und Nachrichten geben uns reichlich Anlass für Sorgen und für Ärger.

Wann und worüber haben Sie sich, sehr geehrte Leserin, sehr geehrter Leser, das letzte Mal so richtig geärgert? Ärger beschleunigt den Puls, bewirkt Stresssituationen für unserem Körper, zeichnet ärgerliche Linien in unsere Gesichtszüge. Ärger ist leider eine weit verbreitete Verhaltensweise. Ärger lässt uns einsam werden, weil ärgerliche Menschen oft für andere Menschen nur dann zu ertragen sind, wenn sie gehen oder nicht anwesend sind. Ärger kostet viel Energie und die entscheidende Frage ist, welche Vorteile Ärger überhaupt bringt.

Wenn Ärger mit vielen Nachteilen und keinen Vorteilen verbunden ist, wozu ärgert man sich dann noch? Viele Menschen meinen, dass sie sich ja nicht gerne ärgern, jedoch andere Menschen und Umstände ihnen fortwährend Anlass zum Ärgern geben. Die Wahrheit ist, dass es stets die eigene Entscheidung ist, sich zu ärgern.

Probieren Sie es deshalb bei der nächsten Gelegenheit einmal bewusst aus, sich nicht zu ärgern. Betrachten Sie die ärgerliche Situation aus einer anderen Perspektive. Schauen Sie weniger auf das Ärgerliche dieser Situation sondern mehr auf eine Lösung dieser problematischen Situation. Ärger vernebelt den Blick für Lösungen. Wenn Sie sich ärgern, verursachen Sie weiteren Ärger.

Kluge Menschen haben deshalb in ihrem Leben irgendeinmal aufgehört, sich zu ärgern. Sie bleiben auch in schwierigen Situationen gelassen und richten ihren Blick nach vorne.

Weise und kluge Menschen sind stets offen für Glück bringende Augenblicke. Ärgern Sie sich ab sofort nicht mehr und schenken Sie sich damit Gelassenheit und Lebensglück.

101. Verstehen Sie Fachchinesisch?

Fachsprachen sind für Fachleute sehr hilfreich. In der Medizin sollte man über Lateinkenntnisse verfügen, um schwierige Sachverhalte zu verstehen. Als Pilot ist es notwendig, englisch zu sprechen. Jede Berufsgruppe hat ihre eigenen Fachausdrücke.

Dies ist bei Beratern und besonders bei Finanzberatern genauso. Nach umfangreichen Aus- und Weiterbildungen und langjähriger Praxis ist anzunehmen, dass ein Finanzberater über fundierte Kenntnisse im Bereich von Finanzen verfügt. Diese Kenntnisse übersteigen in der Regel die Kenntnisse des zu beratenden Kunden.

Ein guter Finanzberater widersteht der Versuchung, mit seinem Fachwissen beim Kunden zu glänzen. Leider geschieht es oft, dass Sie, sehr geehrte Leserin, sehr geehrter Leser, als Kunde nur Fachchinesisch hören und es nicht verstehen. Selbst einfache Sachverhalte werden durch fachchinesische Ausdrucksweisen zu undurchschaubare Komplexe. Haken Sie dann bitte sofort ein, und fragen Sie nach. Sie bekommen gute Antworten, wenn Sie fragen.

Ein guter Berater verzichtet auf Ausführungen, die für den Kunden wenig oder gar nichts bringen. Er spricht von Anfang an Ihre Sprache und berücksichtigt Ihren Kenntnisstand. Er kann sich in Ihre Lage versetzen und interessiert sich für Ihre Wünsche und Ihre Ziele. Seine Empfehlungen und sein Rat sind auf Ihre persönliche Situation zugeschnitten. Er gibt Ihnen Informationen und zeigt Ihnen Vor- und Nachteile von möglichen Entscheidungen. Auf dieser Basis können Sie für sich gute Entscheidungen treffen.

Wenn Sie in den Genuss einer guten Beratung kommen und dadurch gute Entscheidungen treffen, empfehlen Sie Ihren Berater an Ihre Freunde und Bekannte weiter.

Auf Fachchinesisch sprechende Berater verzichten wir gerne. Menschen, die unsere Sprache sprechen, machen uns glücklich.

Geld Vermögen Lebensglück

102. Fragen, die Sie mit Ihren Beratern beantworten können

1	**Finanzen und Vermögen**
1.1	Habe ich für kommende Jahre finanziell ausreichend vorgesorgt?
1.2	Ist meine Rente oder Pension gesichert?
1.3	Kümmert sich jemand persönlich um meine Finanzen?
1.4	Wie lange reichen meine Finanzmittel für mich und meinen Partner zum Leben?
1.5	Muss ich im Alter meine Reserven angreifen?
1.6	Im Ruhestand reichen meine regelmäßigen Einnahmen nicht mehr aus, um meinen Bedarf zu decken. Wie hoch fällt meine Einkommenslücke aus und wie schließe ich sie am besten?
1.7	Wie soll ich mein Geld anlegen, um neuen Rahmenbedingungen gerecht zu werden?
1.8	Welche Vermögensstruktur ist geeignet, um meine neuen Zielsetzungen zu erreichen? Reicht mein Vermögen überhaupt aus?
2	**Steuern**
2.1	Wie hoch fällt meine Steuerbelastung in Zukunft aus? Kann ich sie optimieren?
2.2	Wie können meine Angehörigen und Erben später Erbschaftssteuer sparen?
2.3	Wie kann ich meine Vermögensnachfolge und -übertragung steuerlich am besten gestalten?
2.4	Lohnt sich eine Schenkung an meine Angehörigen?

3	Versorgung des Partners, der Kinder und Enkel
3.1	Was passiert, wenn ich vor meinem Partner sterbe?
3.2	Wie kann ich meinem Kind helfen, sich ein Haus zu kaufen, ohne mich dafür finanziell zu überfordern?
3.3	Wie kann ich meinen Enkel unterstützen?

4	Regelung des eigenen Todesfalles
4.1	Habe ich alles für den eigenen Todesfall geregelt?
4.2	Ist die Finanzierung meiner Bestattung ausreichend geregelt?
4.3	Brauche ich eine entsprechende Sterbegeld- oder Bestattungsvorsorge-Versicherung, damit meine Angehörigen nicht von den Kosten meiner Bestattung belastet werden?

5	Instandhaltung von Immobilien
5.1	Wie kann ich große Reparaturen finanzieren? Ich habe monatlich nur wenig Geld zur Verfügung. Meine Ersparnisse sind im Haus investiert.

6	Wohnen
6.1	Möchte ich einen Garten haben? Kann ich ihn später pflegen?
6.2	Was halte ich von „Betreutem Wohnen"?
6.3	Kann ich meine Immobilie im Alter halten?
6.4	Wie und wo will ich im Alter wohnen? Muss es ein Haus im Grünen sein oder reicht eine kleine Stadtwohnung? Kommt ein Heim für mich in Frage oder will ich meinen Ruhestand sogar im Ausland verbringen?

7	Testament und Erbe
7.1	Wie kann ich schon zu Lebzeiten Erbstreitigkeiten vermeiden?
7.2	Was muss ich tun, wenn ich meine Enkel bedenken will, meine Kinder aber auf ihrem Pflichtteilsanspruch beharren?
7.3	Habe ich alles richtig geregelt?
7.4	Wer soll mein Testament umsetzen?
7.5	Was kostet eine Testamentsvollstreckung?
7.6	Wie viel Vermögen bleibt später einmal für meine Hinterbliebenen und meine Erben übrig?

8	Pflegefall
8.1	Wie groß ist die Gefahr, dass mir bei einem Pflegefall in der Familie der Totalverlust meines Vermögens droht?
8.2	Wie hoch sind monatliche Kosten für einen Pflegeplatz?
8.3	Werden meine Kinder herangezogen, wenn ich den Pflegeplatz nicht zahlen kann?

9	Persönliches
9.1	Was will ich noch erreichen?
9.2	Wo liegen meine Neigungen und Fähigkeiten?
9.3	Welche Fähigkeiten liegen brach?
9.4	Was möchte ich noch lernen oder kennen lernen?
9.5	Welche Probleme muss ich noch lösen?

9.6	Mit wem möchte ich mich noch aussöhnen?
9.7	Welche Hauptinhalte sollen mein Alter ausfüllen?
9.8	Will ich meine Berufstätigkeit mit Eintritt in den Ruhestand beenden?
9.9	Mit wem möchte ich im Alter Zeit verbringen?
9.10	Will ich als Witwe oder Witwer noch einmal einen neuen Partner haben?
9.11	Gibt es Kontakte, die ich wieder auffrischen könnte?
9.12	Mit wem könnte ich gemeinsam reisen?
9.13	Wie eng ist mein Kontakt zur Familie?
9.14	Welche Hobbies kann ich mir im Alter vornehmen?
9.15	Wie halte ich mich geistig und körperlich fit?
9.16	Welche sozialen, politischen, kulturellen oder religiösen Aufgaben würden mich reizen?
9.17	Welche Schritte kann ich jetzt schon unternehmen?

10	**Gesundheit**
10.1	Ernähre ich mich meinem Alter entsprechend?
10.2	Habe ich genug Bewegung? Wie kann ich Ausgleich schaffen?
10.3	Habe ich ausreichenden Krankenversicherungsschutz im Alter, auch dann, wenn ich meinen Ruhestand im Ausland verbringe?
10.4	Wie kann ich Leistungskürzungen der gesetzlichen Krankenkasse auffangen?
10.5	Brauche ich im Alter noch eine Zusatzkranken- oder eine Zahnzusatzversicherung?

Das Beste kommt noch

Liebe Leserin, lieber Lesern,

die Fragen und Gedanken in diesem Besuch
sind für Sie wichtig.

**Möchten Sie
eine für Sie besonders wichtige Frage
im persönlichen Gespräch klären?**

Schreiben Sie mir oder rufen Sie mich an.
Zeit für ein gutes Gespräch findet sich immer.

Michael Baier
Diplom-Kaufmann

65817 Eppstein, Kurfürstenstraße 13
Telefon 06198 50 20 86
Email michael.baier.eppstein@online.de

Geld Vermögen Lebensglück

Geld Vermögen Lebensglück